瑜伽
从初级到高级

THE
YOGA
HANDBOOK

〔英〕诺亚·贝林（Noa Belling） 编

王会儒 黄佩雯 译

河南科学技术出版社
·郑州·

图书在版编目（CIP）数据

瑜伽：从初级到高级 /（英）诺亚·贝林（Noa Belling）编；王会儒，黄佩雯译.—郑州：

河南科学技术出版社，2022.6

ISBN 978-7-5725-0676-5

Ⅰ.①瑜… Ⅱ.①诺… ②王… ③黄… Ⅲ.①瑜伽–基本知识 Ⅳ.①R161.1

中国版本图书馆CIP数据核字（2022）第018326号

出版发行：河南科学技术出版社

地址：郑州市郑东新区祥盛街27号 邮编：450016

电话：（0371）65737028 65788613

网址：www.hnstp.cn

策划编辑：李 林

责任编辑：张 晓 高 杨

责任校对：臧明慧

封面设计：李小健

责任印制：张艳芳

印 刷：河南瑞之光印刷股份有限公司

经 销：全国新华书店

开 本：889 mm×1 194 mm 1/16 印张：9 字数：227千字

版 次：2022年6月第1版 2022年6月第1次印刷

定 价：49.00元

如发现印、装质量问题，影响阅读，请与出版社联系并调换。

目录

第一章　瑜伽简介

"瑜伽"一词源于梵文，意思是"结合"或者"和谐"。换句话说，瑜伽是指通过练习达到一种内心活动和身体功能和谐统一的状态。

瑜伽以帮助人们发挥他们最大的潜力，并达到最佳精神状态为目的。只要你对此有兴趣，并习练这种古老的技法，便能达到效果。瑜伽能锻炼人类的各个方面：无论生理的、情感的，还是智力的和精神的。

瑜伽分为不同流派，每个流派都通过不同的方式达到人类最大潜力的统一。不同流派主要是为了适应不同的人群。以下是一些主要的流派：

* 哈他瑜伽（Hatha Yoga）帮助你揭开身体和呼吸之谜。它是所有瑜伽流派中最实用的一个体系，也是最为西方所熟知的一个体系。它包括一系列的练习，通过各种体式、呼吸和放松的技巧，来达到训练的目的。哈他瑜伽对神经系统、各种腺体和内脏都大有益处。其目的在于推动有节奏的呼吸和开发身体潜能。哈他瑜伽有使身心合一和大脑平静的作用，可使身体做好练习专门锻炼大脑意识的王瑜伽的准备。

* 王瑜伽（Raja Yoga）可帮助你揭开大脑之谜。这个体系通过某些精神约束的方式，来达到控制意识和平息大脑思想的目的。它是瑜伽中的最高境界，而梵文中"Raja"这个词的意思是"国王"或"最高权力"。

* 智瑜伽（Jnana Yoga）是一个探讨哲学，进行思辨（最终获得自知之明）的体系。它要求练习者研究自己关心的经文，并进行沉思。

* 奉爱瑜伽（Bhakti Yoga）是一个散播爱和奉献的体系。在这个体系的规范里还要求通过某种特殊仪式、典礼和歌颂等方式，来表达练习者的全身心的奉献。

* 业瑜伽（Karma Yoga）是一个无私活动和工作的体系。

* 语音冥想瑜伽（Mantra Yoga）通过发音或在心里不断重复语音，来达到练习的目的。这种瑜伽的练习者相信：如果不断重复某些音节、词汇或短语，大脑的意识状态将会改变。这种行为被称之为语音冥想。有节奏地吟唱称为"japa"。

* 拉雅瑜伽或昆达利尼瑜伽（Laya Yoga或Kundalini Yoga）可唤醒和提升身体潜在的精神力量（Kundalini），并使其通过几个能源中心（轮穴）。它需要与哈他瑜伽的技巧结合使用，主要专注于呼吸的延迟和大幅度的冥想练习。

* 密宗瑜伽（Tantric Yoga）是常见的练习方法，着重于开发能量。

本书重点介绍哈他瑜伽，也介绍一小部分王瑜伽的内容，主要是为了对冥想进行初步的介绍。

在瑜伽的哲学里，身体是大脑与世界接触的一种工具，王瑜伽能锻炼一个人的自我控制力：通过大脑来控制身体，身体反过来影响大脑，因此，王瑜伽能巩固哈他瑜伽的练习效果。

什么是哈他瑜伽?

在"哈他"（Hatha）这个词中，"哈"（Ha）的意思是太阳，"他"（Tha）的意思是月亮。它代表男与女、日与夜、正与负、阳与阴、热与冷，以及其他任何相辅相成的两个对立面的平衡。

在对这个概念加以应用以后，它通过锻炼身体两极相等的柔韧性和力量，让身体进入平衡的状态。它让左右脑处于平衡的状态，使以逻辑、算术占主导地位的左脑与以创造、直觉占主导地位的右脑能和谐相处，均衡地发挥作用。

在瑜伽中，通过右鼻孔呼吸称为太阳的呼吸，而通过左鼻孔呼吸称为月亮的呼吸。通过某种方式来保持呼吸的顺畅，对所有哈他瑜伽的练习都至关重要。

练习瑜伽的益处

瑜伽是一个自我成长和发展的体系。在生活中，无论我们自己是否意识到，每个人都在努力地寻找快乐和健康。然而，我们为此所采取的方式常是错误的多，正确的少。人们往往倾向于选择速成的方式，但对于需要一定努力的长效方式却置之不理。

健康和快乐

瑜伽是一种系统的锻炼方法，长期坚持练习，有助于保持健康，并能培养乐观和满足的精神。它通过教授练习者如何挖掘出自身体内的能量储备，从而达到由内至外地散发出健康和快乐的瑜伽气质。真正的健康是买不到的，是长期健康投资的结果。

瑜伽能提升身体的健康水平和保持年轻，还能净化内心。因此，持之以恒的练习能帮助练习者延缓身体的老化，减轻体内聚集过多的压力。

加强身体的意识

瑜伽是一种能让你更加了解自己身体（无论是内在，还是外在）的锻炼方法，不同的瑜伽体式组合到一起，能让身体的每一个生理系统和器官受益。

学习如何帮助身体组建健康功能的过程，就是一个提高自己能力的过程。瑜伽教练习者学习如何改变身体、大脑和情绪的状态，从而能控制自己的生活和健康（无论是在生理上、智力上、心理上，还是在精神上）。

减轻和预防压力

如今，人们生活的节奏越来越快，竞争越来越激烈，压力越来越大，尽管并非所有压力都是有害的，适当的压力可以让人变得积极向上，倍受鼓舞。但是，当加诸我们身上的压力远远超出我们正常的承受能力和适应范围时（无论这种压力是在生理上、情绪上，还是在智力上），我们会感到不适和紧张，而且身体会超负荷和疲劳。其副作用还包括沮丧、肌肉紧张（容易导致背部的问题）、消沉、焦虑、喘不过气来，以及无法集中精力。瑜伽能让身体从这些压力症状中解脱出来。

首先，深度放松训练会把精力集中在身体、大脑和情绪上，这些技巧在抗击许多压力症状时都非常有效。

其次，柔韧性训练能防止或缓和肌肉的紧张。

再次，在进行体式训练时使用适度的深呼吸，能避免压力造成的胸闷气短。瑜伽还能帮助练习者达到和保持一种宁静祥和、情绪稳定的状态，因为呼吸与情绪和大脑状态紧密相关。

最后，王瑜伽的冥想训练，特别是在结合了其他种类的瑜伽技巧时，能增加练习者的耐心，有助于情绪稳定，而且还能增强应对压力的能力。

为什么选择瑜伽，而不是其他运动？

许多运动只注重锻炼身体的表层肌肉，而忽略了人体的柔韧性。

瑜伽是一种综合性的锻炼方法，包含伸展、力量等，能提高和改善整体健康。它还能培养宁静祥和的心理状态，以及稳定情绪。因此，瑜伽的独特之处在于它注重整个身心的健康。

许多传统的运动只是单纯地活动身体。然而根据瑜伽的理论，健康首先是一种内在的状态。也就是说，神经系统、腺体和内脏的健康，决定着健康的气色。

瑜伽和其他运动的不同之处还有呼吸与每个体式和动作的配合。有意识地控制呼吸能够让大脑专注当前的任务。这样做能促使练习者觉知练习的整个过程，从而防止了受伤的可能，还能帮助肺和整个呼吸系统更好地工作、增加肺活量。最重要的是，这样能够提升一个人集中注意力的能力。

瑜伽没有任何竞技性，这使它与其他所有类型的运动和娱乐活动都不同。它让每个人在自己的能力范围之内活动。

瑜伽适合任何年龄、任何身体状况的人练习，你既可以把它当成一种温和的运动方式，也可以把它当成一种剧烈的运动方式，完全取决于练习者自己的意愿。

瑜伽练习可以与体操、心血管锻炼课程、舞蹈或任何其他运动共同进行，这一点非常重要。

选择本书作为瑜伽教材的理由

* 本书深入浅出，提供循序渐进的清晰指导，无论对于瑜伽初学者，还是水平较高者都适用。
* 本书适用于任何年龄、任何身体状况的人，每一个体式都有几种不同的练习方法——从简单的练习方法到高难度的练习方法都有。
* 本书不为任何瑜伽组织做宣传。
* 本书介绍了适用于大多数瑜伽机构的瑜伽基本元素。
* 本书集中介绍各种体式带来的生理、心理、情绪和精神方面的益处。
* 本书指出练习某些体式时需要注意的事项。
* 本书可以作为参加瑜伽课程的辅助材料，让练习者能够安心在家练习，帮练习者熟悉各种体式的名称和分解动作，并能使练习者快速得到提高。

如何使用本书

* 对于书中提到的体式，请按照标出的顺序从步骤1开始逐步练习。
* 当某个体式具有几种不同版本的选择，或有不连贯的步骤时，请按顺序从A开始练习。

　　根据瑜伽哲学，健康由多种元素组成，包括：规律的身体练习，正确的呼吸，充足的休息和放松，通过冥想来达到的精神专一和宁静，积极正面的思考，以及健康、均衡的饮食。瑜伽是少有的包含上述元素的锻炼方法。

瑜伽，健康生活

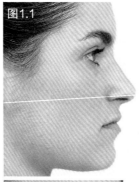 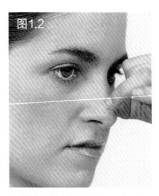
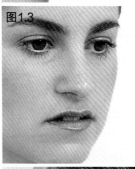 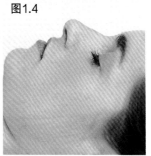
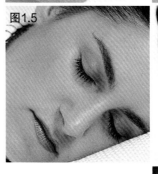 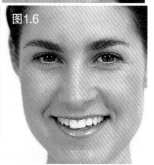
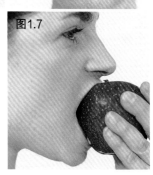

图1.1 体式
图1.2 呼吸
图1.3 冥想
图1.4 放松
图1.5 睡眠
图1.6 积极正面的思考
图1.7 健康的饮食

瑜伽的历史

瑜伽包含生理、心理和精神上的学问，几千年来一直在印度文化中扮演着重要的角色。古代练习者通过练习瑜伽帮助自己与周围环境达到一种和谐的状态。他们相信，通过身体和呼吸的调节，对大脑和情绪的控制，能获得真正意义上的健康。

瑜伽有口头传授的传统，其准确出处一直是个谜。

有学说称，关于瑜伽的记载最早出现在《吠陀经》中，瑜伽的历史可以追溯到公元前1500年。然而，从印度西北部河流流域的考古中，挖掘出了描绘有瑜伽冥想体式的完整陶器。这表明，至少在5000年以前，就已经有人开始练习瑜伽了。大约公元前4世纪，一位名叫钵颠阇利的瑜伽练习者在他的著作《瑜伽经》中将瑜伽练习进行了系统化和规范化。

瑜伽是由一位名叫斯瓦米·纬韦卡南达的印度人传入西方的。在19世纪90年代的芝加哥世界博览会上，他向人们展示了瑜伽。这个举动吸引了各方面的兴趣，并为以后众多瑜伽练习者走访西方奠定了基础。

今天，瑜伽在全世界盛行。瑜伽从众多方面渗透到了身体运动文化中：从有氧操、拉伸和力量练习、舞蹈的热身运动、体育竞技和体操中，你都不难发现瑜伽的身影。

许多瑜伽体式根据西方人身体特征进行了改编和简化，因为西方人并不是从小就沉浸在这种练习中的。例如，在西方，人们从小就坐在椅子上，而印度人更习惯盘腿或蹲坐在地上。在印度文化中，孩子在年龄很小的时候就已经开始接触瑜伽，练习身体灵活性。

因此，在西方，一个人需要花费许多年的时间致力于这种练习，方能掌握其中一些复杂的体式，所以迫使瑜伽教授不得不采取循序渐进的方式。现代生活的压力也导致了身体灵活性减弱。

如果你是瑜伽初学者，请耐心和善意地对待自己的身体，从与你身体的能力和缺陷相适应的程度开始，从与你的能力和局限性相匹配的程度开始做起。跟随本书，逐步练习，进入瑜伽更高的阶段。

瑜伽的不同学派

大多数瑜伽学派都坚持确定的瑜伽基本元素，只是在教授和训练时稍微有些偏差，最为大家所知的四大学派是：艾扬格瑜伽、悉瓦南达瑜伽、八支瑜伽和昆达利尼瑜伽。

艾扬格瑜伽由B.K.S.艾扬格创建，是受最大多数人承认的瑜伽学派。艾扬格1918年出生于印度，当今的许多瑜伽词汇都是从他的传授中得来的。他的著作《瑜伽之光》于1966年出版，并被翻译成18种语言。艾扬格瑜伽能够在世界各地传播得益于这本书的出版。

艾扬格瑜伽是一种非常严密的锻炼方法，集

中表现在体式的组合上，有些体式需要使用辅助器械，如瑜伽带、瑜伽砖、瑜伽椅等，来帮助练习者完成动作。

悉瓦南达瑜伽是由医学博士斯瓦米·悉瓦南达创立的。悉瓦南达1887年出生于印度南部，20世纪50年代，他的一位名叫斯瓦米·维什努·德瓦南达的追随者把悉瓦南达瑜伽介绍给西方。

悉瓦南达瑜伽是一种灵活多变的锻炼方法，由12种主要体式，如拜日式、呼吸法、冥想和吟唱等，以及这些体式的变式组成。练习悉瓦南达瑜伽可以根据每个人不同的身体情况稍做调整，既可以用温和的方式练习，也可以用激烈的方式练习。

斯里·K.帕塔比·乔伊斯教授的八支瑜伽来自20世纪早期发现的古代手稿*Yoga Korunta*（《瑜伽合集》）。这本手稿介绍了哈他瑜伽的一个体系，并提出《瑜伽经》中钵颠阇利将其整合于八支瑜伽并进行练习。20世纪30年代乔伊斯和克里希那马查亚查对*Yoga Korunta*进行了编译和整理，现在被许多国家广泛使用。八支瑜伽对身体有很高的要求，不过初学者可以通过从一种体式到另一种体式的循序渐进的方式，逐步进入初级系列。

昆达利尼瑜伽以瑜伽大师约吉·巴詹的教学为基础。约吉·巴詹于1969年把昆达利尼瑜伽介绍给西方。练习昆达利尼瑜伽时使用"喷火式呼吸"，并把注意力集中在手的姿势、收束法、唱颂和冥想上，昆达利尼瑜伽的目的是唤醒脊柱底部处于沉睡状态的能量储备，并把这种能量提升到头部。

第二章　瑜伽的六项基本元素

体式、呼吸、放松、冥想、健康的饮食习惯和生活中的正确举止是瑜伽的六项基本元素。

一、体式

人体所有动作的基础和起始点都是体式，因此，一个人的体式应该是舒服和稳定的。从生理角度来说，不健康的体式有可能给肌肉骨骼带来过多的负荷，甚至引起身体过度疲劳，并导致慢性脊柱疾病（如椎间盘突出）或膝关节、踝关节、肩关节、髋关节损伤等问题。

从心理角度来说，体式可以反映和影响一个人气质、心理或情绪的状态。例如，如果一个人不抬头挺胸，有点驼背，那么这个人可能有点自卑。长期保持含胸驼背的体式往往是不自信的表现。

一个自信的人通常都会把头抬得高高的，腰杆挺得笔直，一副心胸开阔的样子。不过如果这个体式做过了头，则会显得过于自负。所以，健康的体式能够反映人们内心的平衡和安宁。

健康的体式

健康的体式是指肌肉提供必要数量的张力来支持身体保持竖直的体式。即，健康的体式不会给肌肉带来多余的、不必要的压力。肩关节放松、挺胸会让呼吸更加顺畅。手臂轻松地自肩关节下垂，双脚稳固地支撑身体，双膝放松，身体重量平均地分配于双腿和双脚上是健康的体式。

健康的体式还与身体两侧对称有关。身体两侧对称能促进肌肉和骨骼的平衡发展，使腰以上的部位得到充分的伸展，头和上半身轻松自如，腿脚有力，身体处于一种平稳的状态，呼吸也变得有规律和顺畅。

瑜伽体式是为促进身体稳固和体式健康而设计的。在练习瑜伽时，身体必须做出各种不同的体式，任何一种体式都有助于伸展和调理身体，使身体更健壮，更有柔韧性。

练习平衡体式的好处数不胜数：可使身体变得灵活自如，使人更加精力充沛，使身体功能在最理想的状况下发挥作用；使人充满活力，呼吸变得更顺畅、更轻松；使骨骼稳固，力线正确，肌肉张力正常。

最后，保持健康的体式能让我们更加驾轻就熟地练习瑜伽体式，并使我们进步更快，改善我们现有的体态，改变我们对自己不好的看法，以及改善我们与他人的关系。

获得健康体式的方法

站姿或坐姿，在能力允许的范围内，试着拉长脊柱（从尾骨到脊柱顶端），想象头顶有一条看不见的绳子向上拉自己。

* 两腿并拢或稍微分开站立，努力使眼睛、耳朵、肩关节、髋关节、膝关节和踝关节与地面垂直（图2.1）。
* 从侧面看，头顶、耳根、肩关节中间、髋关节中间、膝关节后面和踝关节后面在一条直线上。记住，要放松膝关节，把全身的重量平均分配到两条腿上。脖子伸展，下巴与地面平行或稍微内收。这样有助于脊柱上半部分伸展，使身体获得一种前软后硬的平衡（图2.2）。
* 脚承受的重量应该均匀地分配到每只脚的三个点上：跚趾的跖骨、小脚趾的跖骨、脚跟。朝向脊柱收腹，以使脊柱自腰背部开始得到拉长和伸展（图2.3）。
* 坐姿，从髋关节到头部可以使用与站姿相同的技巧。髋关节比膝关节高有助于背部挺直，跪坐时可以坐在脚跟上；盘腿坐时，可能需要坐在垫子上（图2.4，图2.5）。

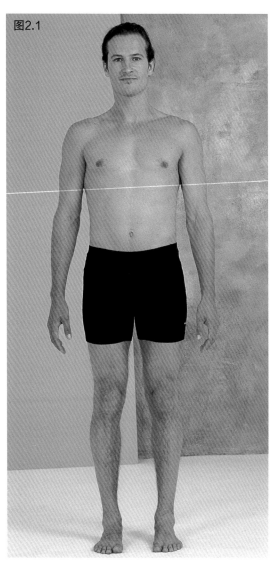

图2.1

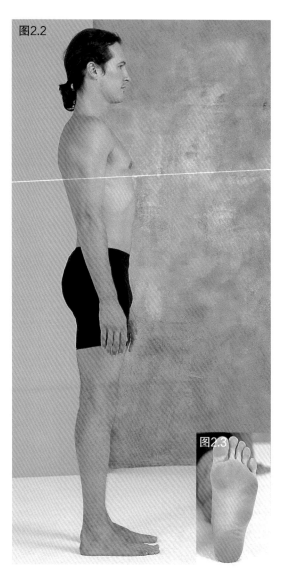

图2.2

图2.3

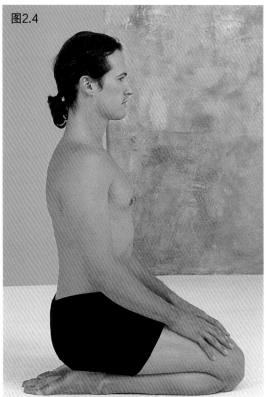

图2.4

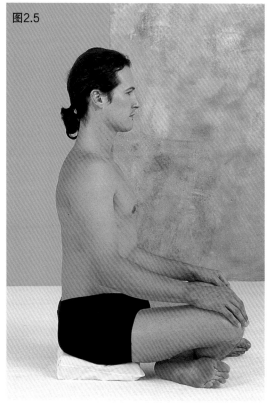

图2.5

二、呼吸

呼吸是最重要的人体功能，由呼气和吸气组成。我们可以几天不喝水、不吃饭，但是呼吸一分钟也不能停止。

不仅我们的生命取决于呼吸，而且我们的活力也与呼吸习惯和规律直接相关。当身体姿势不正确、含胸驼背时，呼吸会变得短促而浅薄。瑜伽可能是唯一一种把呼吸作为基本组成部分的锻炼系统。有意识、有规律的呼吸不仅是体式练习中必不可少的部分，其本身也是一种练习。呼吸可使运动顺畅，还可使大脑专注于当前所做的事情。

呼吸和生命力

梵文"Pranayama"是指瑜伽的调息法。"Prana"的意思是"能量"或"生命力"，而"Yama"的意思是"延长"。调息法的主要目的正如这个词蕴涵的意思一样，就是通过延长呼吸和更深入、更充分地训练呼吸，增加活力，改善生活质量，使我们变得更加健康。

充分、有效的呼吸能够增加身体的活力，滋养人体组织、循环和神经系统。但是，这并不表示呼吸得越深越好，因为在过短的时间内呼吸过多有可能造成换气过度。这里指的是学会尽量有意识地控制呼吸。

正确的呼吸和身体健康

有规律的深呼吸能使神经系统平静下来，身体和大脑都得到放松，可以预防失眠和低质量的睡眠。

呼吸能给大脑带来充分的氧气，使大脑更加清醒。呼吸也能给人体组织、循环和神经系统带来充分的氧气，使它们得到足够的养分。呼吸能促进血液循环，增强免疫系统功能。深呼吸能有效改善哮喘和支气管炎，减轻这些疾病带来的痛苦。

* 吸气时，肺部得到扩充，膈肌可以按摩腹腔脏器，帮助消化（图2.6）。

* 呼气时，膈肌可轻轻地按摩心脏，膈肌大弧度的收缩运动会影响淋巴系统内淋巴液的流通，所以膈肌活动得越剧烈，就越能促进体内毒素的排出。当深呼吸的重点在延长吸气时，能帮助缓解低血压症状。当深呼吸

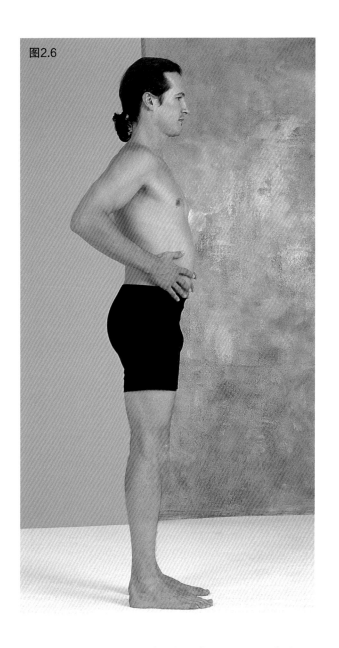

图2.6

的重点在延长呼气时，有助于缓解高血压症状（图2.7）。

呼吸和情绪

呼吸与情绪相互影响。例如，人们在受到惊吓时，往往会深吸一口气，屏住呼吸；在劳累和烦闷时，呼吸会被拉长，如打呵欠；感到生气或难过时，呼吸往往会变得没有规律，起伏很大；紧张、担心或焦虑时，呼吸会变得浅慢，或者呼吸急促。

由于呼吸和情绪是相互影响的，因此，如果我们能控制呼吸，就有可能减少情绪的波动，在任何时候我们都可以选择均匀、平缓的深呼吸。在呼吸平缓、有规律的时候，很难感到焦虑。反之，当呼吸急促、快速、很不均匀时，情绪也很

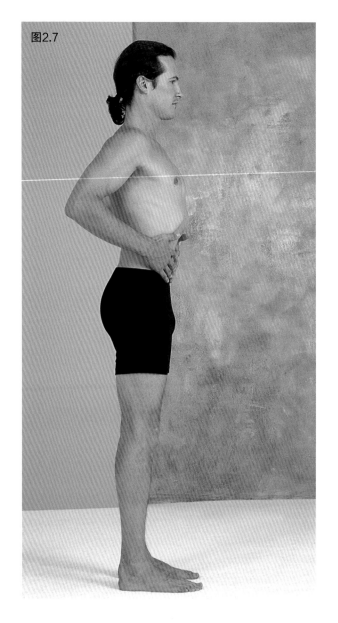

图2.7

在大多数瑜伽练习中，呼吸由一个健康的体式开始。为了让膈肌得到最大限度的锻炼，必须收缩下腹部（让肚皮尽量贴近脊柱），让空气进入胸腔和上腹部，在肚脐和胸腔之间。

* 吸气时，扩充上腹部和胸腔，让前后胸腔都充满空气（图2.8）。

* 呼气时，放松胸腔和下腹部，让废气排出去，收缩腹肌帮助呼出废气，直到所有废气都呼出为止（收缩腹肌可压迫膈肌向上，并压缩肺部，排空肺部所有空气）（图2.9）。

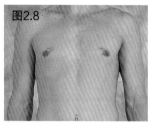

图2.8

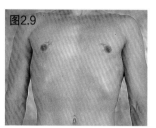

图2.9

难平静下来。

正确的呼吸之道

在瑜伽中，所有的呼吸都是通过鼻子来进行的（除非特别指定方式），这是因为鼻毛能过滤空气中的尘埃，并使空气在进入肺部之前变得温暖、湿润。如果由嘴呼吸，可将未经过滤的污染物直接带进肺部。

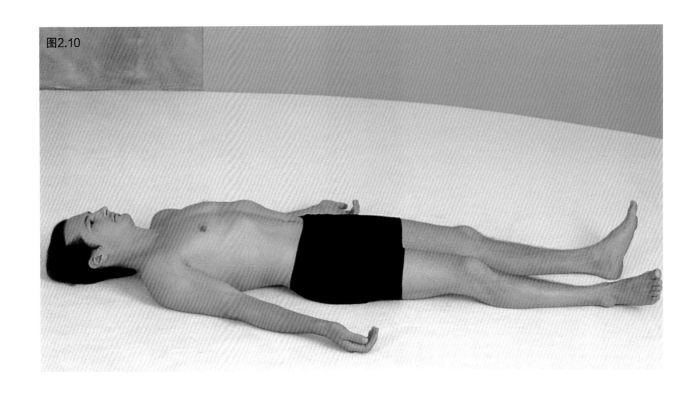

图2.10

三、放松

放松能使身体得以休息，为下一项活动或次日的工作学习补充能量。放松自然地起到与紧张状态相反的作用。

尽管为了让身体挺直，必须保持身体适当紧张，但是为了让我们的动作更加流畅，身体功能运转得更加顺畅，适量的放松也很有必要。

放松是一种在躺着或静坐时，完全放开身体的能力。放松可帮助我们消除不必要的紧张情绪，并使我们能更加集中精力、全神贯注。

瑜伽的放松练习能使练习者的身体吸收和整合不同体式释放的能量，从而使练习者在每个体式或一组体式中受益。

在完成一个针对身体某部分的瑜伽体式后，放松还能让这部分身体中的血液有充分的时间在身体中循环。

紧张情绪所带来的影响

大多数人都有压力，而且都体验过承受压力时聚集在体内的肌肉张力，这些张力使肌肉无法恢复到平衡的休息状态。这种状态会导致即便做简单的动作也需要花费较多力气。长此以往，这种肌肉紧张会成为习惯，伴随我们生活中的每一天。

这种肌肉紧张所带来的主要影响包括降低体能、降低身体灵活性、影响呼吸，以及减弱身体活动的效果。肌肉的紧张状态还会导致身体受伤、生病、疲劳或睡眠问题。

瑜伽的作用

消除肌肉紧张往往是一个渐进的过程，特别是在张力已经累积了许多年的情况下。此外，学习如何在有压力的情况下保持放松、平衡的状态也需要一定的时间。

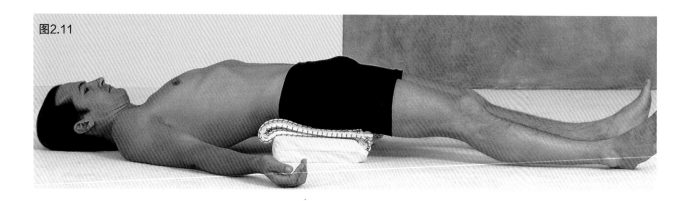

图2.11

基于此，放松是瑜伽练习的重要环节之一。对体式、呼吸和注意力的练习能安抚大脑，使身体平静下来，从而启动副交感神经系统（起到镇静的作用）。此外，瑜伽还有一些专门释放肌肉张力的放松练习。这些练习可以放在一整套瑜伽练习之前、之中或之后，使瑜伽的练习过程轻松、容易和不费力（图2.10~2.12）。这种平静的心态将伴随着瑜伽练习者的每一天。

放松大脑

消除精神紧张，使大脑平静下来。消除大脑的紧张情绪所需要付出的努力与放松紧张的肌肉所需要的努力一样，或者更多一些。因此，许多练习者认为放松体式是所有瑜伽体式中最难掌握的。

我们不能把精神放松与精神萎靡相混淆。给自己一定的时间放松大脑，与放松身体一样，放松大脑也能使人精神焕发、思维清晰、情绪平静和注意力集中，而呆滞的大脑不具备以上能力。

集中精力进行深呼吸是使大脑平静的有效方法之一。这么做能让大脑只关注当下，而不去理会过去或未来。

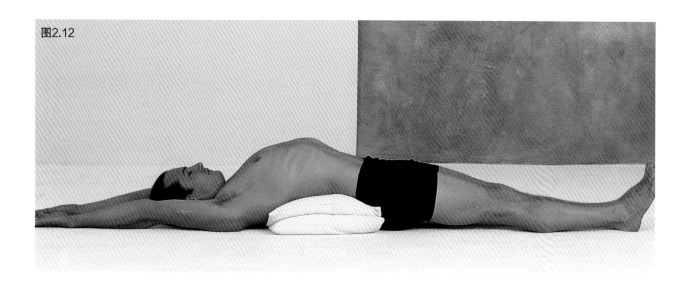

图2.12

四、冥想

练习瑜伽的前提是必须具备健康的意识状态，即把注意力集中在当下时刻的能力。冥想是帮助人们达到这种专注状态的练习方法。

冥想一般是指基于意识本质或超越自我进行沉思或反省。冥想不是一种可以学会的体式，而是在精神或注意力集中时自然产生的一种状态。

尽管在有些人眼里，冥想与某些宗教或仪式有关，但在这本书中，冥想是指一种让大脑安静下来，变得更加自觉和自制的古老练习。而且，本书中介绍的冥想与任何宗教都没有关系。

练习冥想的好处

冥想能培养一种满足和平静的情绪状态，它促使人精神放松，脑电波平静，并且能调节血压。它还能启动副交感神经系统，从而平息体内的躁动情绪，清除不必要的肌肉紧张，帮助调节呼吸频率。如果每天练习5~60分钟冥想，对应对生活中的困难或压力很有帮助。

在精神方面，注意力集中和大脑活动平静能把练习者带入真正的冥想状态，进入冥想状态的练习者抛弃了所有的感觉，也不会被任何外界事物干扰。冥想的最终目的是通过对自我本质的领悟或意识，达到回归自我的状态。

放松和冥想之间的区别

放松不需要大脑保持警觉或注意力集中，它与睡眠的状态非常接近，而且持续的放松状态会让人入睡。

冥想则通过把注意力集中在当下时刻（一般会把注意力集中到一个特定的事物，如图像、词语、短语或情绪上），训练大脑进入一种更高的意识和警觉状态。冥想是一种清醒而又警觉，平静而又专注的状态。

瑜伽的放松和冥想都是非常有用的技巧，而且都有助于我们保持一种平静的状态来面对生活中的压力。

为了能从瑜伽中获得最大的益处，有必要同时练习哈他瑜伽和冥想。传统观点认为，哈他瑜伽是为了更好的冥想而进行的准备运动，因为体式、呼吸和放松能消除身体和心理的紧张，调理神经系统，从而使冥想时，身心更加安宁。体式和呼吸还能让大脑注意力更加集中，并专注于当下，从而达到冥想的最终目的。

反之，普通的冥想练习也对哈他瑜伽的练习有帮助，因为冥想能更深入地调理神经系统，从而营造出一种宁静祥和的状态。冥想还能帮助我们识别身体中妨碍体式练习的紧张区域，控制大脑的重复活动，从而让练习者真正地放松，更好地练习瑜伽。

练习冥想的要点

* 在冥想前练习一会儿瑜伽、散一会儿步或者进行一些其他活动，有助于减轻不安情绪。
* 在冥想前进行5分钟左右的调息有助于使大脑和身体都安静下来。
* 每天尽量在同一时间进行冥想练习，这样大脑就会知道每天要在这个时间安静下来。在早晨练习冥想可以帮助大脑准备好迎接新的一天，而在晚上练习冥想则有助于在睡觉前消除身心的紧张状态，平静大脑。
* 如果有可能，尽量在同一地点练习冥想。
* 刚开始时不要强迫自己进行长时间的冥想练习，5~10分钟足矣，逐渐建立自己忍耐寂寞的能力。
* 逐渐加长练习的时间，制订每个月的目标，如从5~10分钟增加到20分钟，最终的目标是每天至少练习45分钟，每周至少3次。
* 在坐下以后，用意识进行全身检查，让自己从头到脚都放松下来。不要忘了检查面部肌肉，它们经常处于紧绷的状态（图2.13）。
* 处于放松的状态中，让大脑或者眼睛专注于某个想法或物体（图2.14）。
* 第19页将介绍两种冥想技巧，这些冥想技巧能帮助大脑把注意力集中在当下，如果你知道其他技巧，或者在瑜伽练习班学有其他的冥想方法，只要你觉得有帮助就可以放心地使用。
* 如果意识游离不定，思绪和情绪突然涌现出来（这种情况时有发生），让它们在大脑（和身体）中过一遍，然后放开这些思绪和情绪。把注意力转回到原来选定的想法或

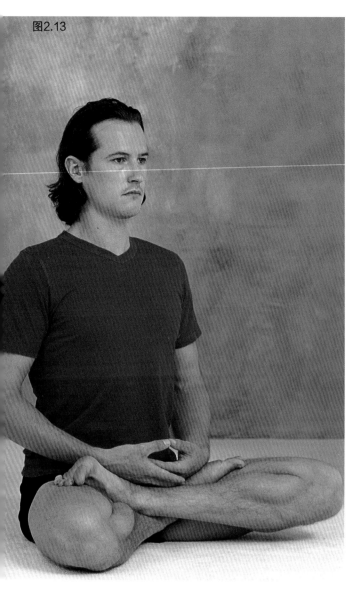

图2.13

物体上。在冥想时，这种情况会重复出现，我们的目的是要在不生气的前提下，把注意力转回到最初的想法或物体上。慢慢地，我们就能轻易地让某种思绪在大脑中一闪而过，不被它持续困扰。

* 最好把所有从脑子里冒出来的思绪都当成"想法"，这样不仅能把所有的思绪都放在平等的位置上，而且既能意识到思考过程，又能意识到想法和想法之间的间隔。冥想的目的就是要延长间隔的时间。

* 有人在冥想时觉得昏昏欲睡，导致这种情况的原因很多。首先问问自己前一晚的睡眠质量。有时人们会把瞌睡误认为是身体喜欢减除压力的征兆，有时人们又把瞌睡理解为潜意识对清醒大脑的抵抗行为。无论是什么原因，千万不要真睡着了，这样随着时间的推移，练习者的注意力会得到长足的改善，而且神经系统也将习惯长时间地保持静态。

冥想的坐姿

在练习冥想坐姿之前，可以先练习束角式（p.54）来使髋关节和膝关节更柔软。

坐在垫子上或叠好的毛巾上，保持髋关节高于膝关节，这样在挺直坐的时候会觉得比较舒适，而且坐得比较稳（唯一的例外是莲花坐，莲花坐更适合高阶练习者，高阶练习者就算不抬高髋关节也可以坐得很稳）。

练习坐姿的地方软一些会比较好，可以在地板上铺上地毯、席子或瑜伽垫进行练习，这样膝关节能舒适一些。

坐下后，尽量挺直背部，使脊柱由下向上一直轻松地伸展到头部下方。轻微收腹，以使背部挺得更直。

吸气时，尽量打开胸腔和上腹部（胸腔和肚脐之间的区域）。注意，不要使用前后胸腔呼吸。

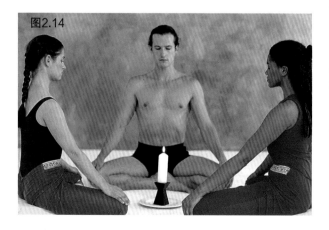

图2.14

简易坐

简易坐是一种舒适和稳固的坐姿，练习者只需要坐下来，双腿交叉就可以了。练习者也可以根据自己的情况稍微改动这个坐姿。例如，如果练习者的一侧膝关节受伤了，坐下来时可以伸直膝关节受伤的腿（图2.15，图2.16）。

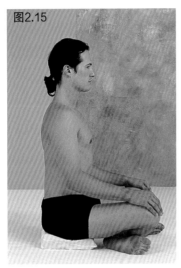

图2.15

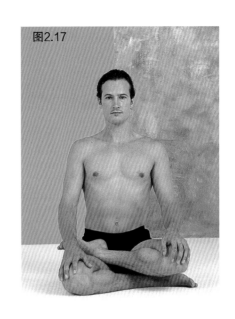

图2.17

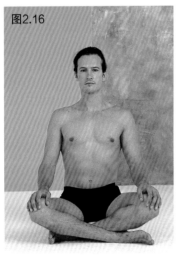

图2.16

至善坐

从简易坐开始，然后把一只脚放在对侧大腿上，最好让上面脚的脚背放在腹股沟处。我们也可以简化这个坐姿，把一只脚的踝关节放在对侧大腿上，或者把一侧小腿放在另一侧小腿上面。至善坐是莲花坐的准备坐姿。经常至善坐的练习者，要时不时地交换两条腿的位置，这样可以让两侧的大腿和髋关节具有相同的柔韧性（图2.17）。

莲花坐

从简易坐开始，逐渐转到至善坐。然后，抬起下方的脚，把脚背放在对侧腿的腹股沟处，握住双脚，慢慢移动它们，调整它们在腹股沟的位置，尽量保持平衡、对称的体式（图2.18）。

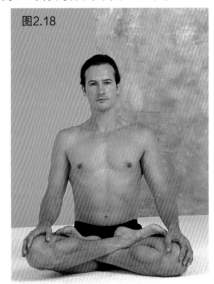

图2.18

手的姿势

手呈闭合的圆形或椭圆形。

把手放在膝关节或大腿上，肘关节位于身体两侧，肩关节放松。

选择以下两种体式的一种：①右手放在左手上，两个拇指相对（图2.19）。②两只手放在大腿或膝关节上，掌心向下；也可以采取印度古典舞中的手势，双手放在大腿或膝关节上，掌心向上，拇指和食指指尖相对（图2.20）。

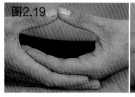

图2.19

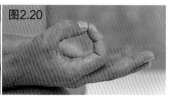

图2.20

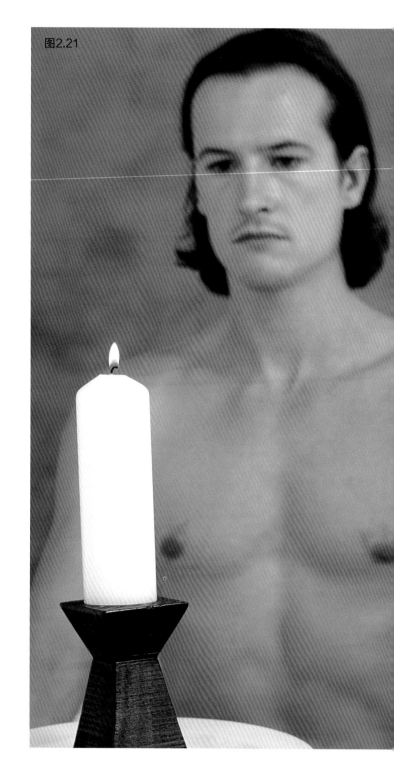

图2.21

冥想的技巧

把注意力放在呼吸上

简单地观察呼吸，把全部注意力放在呼吸上，不做任何干涉。

通过鼻子呼吸，并把注意力放在呼气（和延长呼气时间）上。

在每一次呼气时，感觉自己正在释放所有的压力、思绪和情绪，特别是在呼气末，准备再次吸气的那一刻。

这样练习时，既可以睁开眼睛，也可以闭上眼睛。如果眼睛是睁开的，让目光停留在某个焦点上，或者眼睛水平位置的蜡烛火苗上。如果眼睛是闭着的，把注意力全部放在呼吸上。

这个练习对安定情绪和保持大脑清醒非常有效，能释放由焦虑和疑惑引起的精神压力。

把注意力放在一个物体上

点燃一支蜡烛（或者使用任何一个物体），不要放在面前与眼睛水平的位置上，可以放在矮桌上，或者放在离自己不远的地上，这样当背部挺直后，眼睛会稍微向下注视，注视的位置既不会离身体太近，也不会太远。在注视蜡烛时，眼睛一定要盯着火苗。如果大脑的思绪游离不定，一旦发现自己走神要及时把注意力重新集中在火苗上（图2.21）。

如果练习者愿意，可以在盯着蜡烛几分钟后闭上眼睛，想象火苗就在自己的眉心之间。在脑海里一直保持这幅画面，直到重新睁开眼睛盯着火苗。可以一会儿睁开眼睛，一会儿闭上眼睛，但每段时间应该保持在1分钟以上。

盯蜡烛的技巧能延长注意力的时间跨度。如果全家一起冥想，都盯着正中间的蜡烛，也会是一次有趣的经历。

这个练习可以使用任何一个物体，如一朵花、一块石头等，这个物体越简单越好。这样大脑就不会被细节搞得心烦意乱。

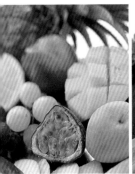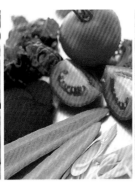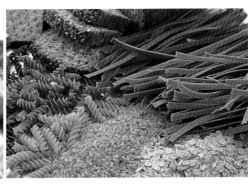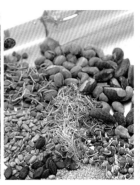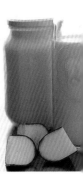

五、饮食习惯

瑜伽认为，食物对人体同时具有生理和心理的作用。有些食物对身心有益，而有些食物对身心有害。

变性食物

变性食物有刺激性，并且含有咖啡因，包括提炼过的糖、洋葱、大蒜、辣椒，以及任何具有强烈味道，如甜、酸、苦、辣、咸的原料或佐料。如果食用过多变性食物，可刺激内分泌和神经系统，使大脑激动，与瑜伽的平静知足状态背道而驰。

惰性食物

瑜伽认为惰性食物消耗能量、令人沮丧。惰性食物包括不新鲜、没味道、腐烂或过熟的食物，如罐头，冷冻、经过加工或含防腐剂的食物，肉类和酒精类饮品等。

悦性食物

瑜伽认为悦性食物是健康食物，给身心带来纯净和愉悦。悦性食物包括新鲜水果和蔬菜、坚果、豆制品、粮食、奶制品和蜂蜜。

健康的饮食习惯

瑜伽认为，健康饮食是指食用蔬菜、水果、坚果、谷类、豆类和奶制品，少食变性食物和惰性食物。

尽管要改变长久以来形成的饮食习惯非常困难，但是还是要尝试，坚持几个月后，就能体会到其中的好处。

如果决定减少或停止进食肉类食物，那么就必须给身体足够的时间适应这种新的饮食习惯。

其实健康饮食习惯中最重要的一点是，尽量在食物处在最自然状态时摄取它，这时食物是最新鲜、也是最有营养的。这样的食物不仅容易消化，而且还能加快缓慢的消化过程，使肠胃更健康。

* 摄取充足的水果、蔬菜和豆制品。

* 选择新鲜的食物，不摄入冷冻、经过加工或处理的农产品和罐头。

* 适量摄取坚果，它们能提供身体必需的脂肪酸和蛋白质。

* 尽可能地选择全麦面包或面条。

* 选择酸奶。

* 用蜂蜜代替白糖，用枣和干果代替甜品。如果有可能，用角豆（译者注：产于地中海地区，味似巧克力）代替巧克力。

* 食物多样化。

* 避免摄入经过防腐处理，加入色素和添加剂的食品。

* 避免摄入油腻或油炸食品。

* 减少食用红肉和鸡肉，主要食用鱼肉，因为鱼肉更容易消化。如果想吃鸡肉和鸡蛋，尽量选择在农场自由放养的那种。

* 无论吃什么，都要细嚼慢咽。消化过程从食物进入嘴巴的那一刻开始，各种各样的食物与唾液混杂在一起，只要嚼得足够细碎，胃可以消化任何食物。

* 适量进食，即吃八分饱，不要吃得过饱。我们应该健康地看待这件事，填满胃2/3的容量，留出1/3容量，这样胃就可以完全地吸收食物的养分。

* 两餐之间应有足够的胃排空时间，以促进食欲。

* 改掉抽烟、饮酒、摄入含咖啡因饮品等变性食物或惰性食物的习惯。这些物质会阻碍练

习瑜伽的进程，也会妨碍健康。

注意：在对自己主要的饮食习惯做出改变之前，请先咨询医生。因为身体可能会因为适应饮食习惯的改变出现一些暂时的症状，甚至可能需要使用草药或采取其他医疗措施来缓解这些症状。

轻断食

人们进行轻断食的原因有很多，但此处讲述的轻断食与健康有关。

瑜伽认为，从健康的角度来说，在一天左右的时间里不摄入任何固体食物对身体系统有滋养的功效，可以让消化系统得到休息，从而保留更多能量来清理身体重要器官，给这些器官解毒。

高阶瑜伽练习者可以很长时间不摄入任何固体食物，但是普通人应该适当地进行轻断食。练习者可以选择每周或每月中的一天，只进食水果和液体，或仅仅是液体。

轻断食作为一种对意志力的锻炼，可以帮助我们克服为情绪所左右的情况。它能帮助我们控制经常左右着我们的对食物的欲望。

注意：任何长时间的断食只有在医生允许和监测的情况下才可以进行，因为身体解毒过程出现的症状，断食者自己可能处理不了。

六、生活中的正确举止

为了能在瑜伽练习中获得最大的益处，需要把关怀等意识渗透到生活的方方面面。瑜伽旨在打造健康、活跃的身体，改善大脑和精神的活力。我们思考和说话的方式，以及行为举止都很重要，它们既可以阻碍也可以加快瑜伽练习的进展。

我们还应该关心他人，不在精神、言辞和举止上伤害其他任何生物。通过个人的进步和关爱带来的光辉，不仅能改善自己的生活质量，还能影响我们周围的人。

第三章　在家练瑜伽

虽然本书可以对居家练习瑜伽者给予指导，笔者仍建议练习者参加当地的瑜伽课程。

练习者在尝试新体式时，请在瑜伽教练的监督指导下进行，因为瑜伽教练可以检查练习者的体式是否正确。而自己练习，不一定能感觉到体式是否正确，有时练习者觉得某个体式是挺直的或对称的，但实际上并非如此。这种情况有可能导致扭伤或拉伤。

瑜伽教练还会向练习者示范如何让身体轻松地开始或结束一个动作，提醒练习者在保持体式时如何呼吸（图3.1，图3.2）。教练的示范能让练习者更加清楚这个体式如何摆放。

瑜伽课堂除了具有轻松有趣和互相鼓励的气氛外，瑜伽教练还能指出练习者身体的局限性，并提供一些窍门帮助练习者达到自己希望完成的某个体式。

不过，在家练瑜伽也有很多好处。例如，练习者可以选择一天中适合自己作息时间的空档来练习。如果练习者有小孩或工作繁忙，这样就会特别合适。练习者还可以自己决定练习时间的长短，决定究竟是专门练习一种体式，还是练习一组体式。如果在瑜伽课堂上觉得某个体式做起来特别困难或有挑战性，那么在家练习就会很有用。

在家练瑜伽的准备工作

练习者可以在室内也可以在户外练习瑜伽，只需要几样简单的辅助器械就可以把自己的家装备成设施齐全的瑜伽馆。

练习瑜伽的房间应该明亮开放，在站起和躺下时，这个空间应该大到足够让四肢得到伸展。如果有必要，可以移开家具。练习瑜伽的房间还应该是干净和安静的。如果有可能，手机静音，打开电话留言功能，或者干脆拔掉电话线。房间的温度中等偏暖，既不要太热，也不要太冷，避免在阳光直射下练习瑜伽。如果刚从炎热的户外回到室内，不要立即练习瑜伽。

练习区域的地面必须结实稳固。如果地面上有地毯，请在上面铺上一条大浴巾、瑜伽垫或叠好的毯子。如果地面是木地板或其他平滑的表面，请使用瑜伽垫（图3.3）。如果没有瑜伽垫，也可以使用露营垫。

户外练习可以选择绿草如茵的小花园，或者细沙柔软的海滩。如果花园里没有草地，可以在地上铺一层海绵垫或瑜伽垫、叠好的毯子或毛巾，制造一个表面平坦的区域（图3.4）。另外，确保练习区域不受任何事物的干扰。

练习瑜伽需要穿舒适、有柔韧性的衣服（图3.5），以让身体能够自由活动，避免呼吸或循环受到限制。

尽管提倡赤足练习瑜伽，但是如果太冷，练习者可以穿袜子，直到身体暖和起来为止。练习时应取下首饰。

进食后不要立即练习瑜伽。饱餐之后3~4小时，普通进食之后1~2小时方可开始练习。

在练习前可以排尿和排便（有些体式能够促进内脏的蠕动，所以在开始之前排便并不是必要的）。

可以在练习前洗澡，或者用水把脸、手臂、手掌和脚清洗干净，使自己精神饱满。洗温水澡对练习瑜伽有帮助，可以相对容易地完成体式。

辅助器械

* 2~4个瑜伽垫。
* 1条瑜伽带（大概2米）。
* 1块瑜伽砖（或一摞书，具体多少本取决于书的厚薄）。
* 放松时用于保暖的毯子（如果有必要的话）（图3.6）。

图3.1

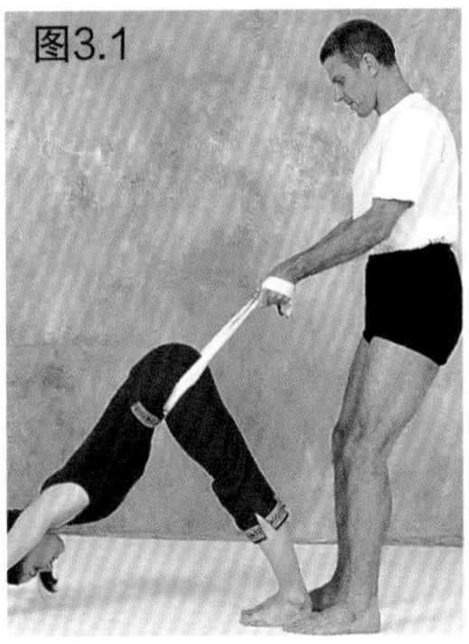

图3.2

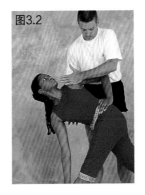

图3.3

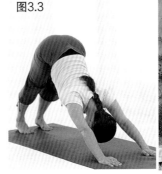

图3.4

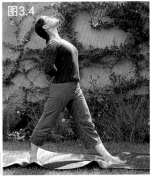

* 1把椅子。
* 1面全身镜（不是必需的），以帮助检查体式的摆放是否正确。

练习的频率

最好每天练习瑜伽，尽管在瑜伽练习的初期阶段这么做并不太可能。记住，要享受练习过程，不要让练习成为一种强迫性的束缚和苛刻的纪律。温和地对待自己，关注自己每天的感觉，并根据自己的感受调整瑜伽的练习进程。

练习的时间

尝试在每天的同一时间练习瑜伽，这样坚持做能形成一种规律，并产生最大的效果。所以请选择一个既不会很匆忙，也不会受打扰的时间，最佳练习时间是清晨和夜晚。

早晨，是大脑清醒、警觉的时候，但是肌肉可能会有点僵硬。因此，早晨练习能够很好地放松僵硬的肌肉，让大脑和身体为新的一天做好准备。

傍晚，活动了一天的身体更加灵活，但是这时候大脑可能已经非常疲惫。夜晚练习能够很好地伸展身体，释放一天所承受的压力和紧张情绪。

无论选择一天中的哪个时间练习瑜伽，都能够让身体和大脑恢复精力，平静下来。试验一下，看看自己更喜欢哪个时间，或者哪个时间更适合自己的作息时间或季节（夏季早起可能更容易些）。

可能还需要根据季节的变换调整练习的内容。例如，清凉调息法是为炎热天气而设计的练习。练习者可能会发现寒冷天气时需要花费更多的时间进行热身。所以请聆听自己身体发出的信号，这样能很快发现哪种体式、练习内容和时间更加适合自己，有助于从练习中最大限度地获得益处。

每次练习的时长

单次练习的时间可以是10分钟，也可以长达2个小时。重要的是准备充足的时间完成每个体式和放松过程。如果练习者只有很短的练习时间，可以少练习一些体式。千万不要仓促练习。

为了能获得最佳效果，建议每次练习60~90分钟，这样才能有充足的时间完成体式、呼吸、放松和冥想。例如，体式练习45分钟，每个体式之间有一定的休息时间；呼吸练习5~10分钟；放松练习5~10分钟；冥想练习5~30分钟。在一个90分钟的练习里，练习者可以轻松地按照自己的意愿安排时间，让体式练习有更多的时间。刚开始练习时，练习者可能会喜欢短时间的练习，这是完全可以接受的。慢慢地，练习者会习惯这个练习时间，并有意愿延长练习的时间。

与同伴一起或独自练习

与同伴一起练习很有趣，而且可以让练习形式更加多样化，即使只是相互提醒呼吸的方法也是有趣且有帮助的。同伴可以互相检查体式是否正确，是否有适当的张力。例如，保持一个体式时脸部的张力。同伴还可以在尝试新的或困难动作时互相提供帮助，也可以在进行身体伸展时轻轻地辅助对方。

与一个比自己更加有经验的人一起练习会更安全一些，有经验的人熟悉各种体式，并能帮助练习者完成这些体式。当然，如果练习过程中某个地方出现错误，有经验的人也能发现并提供帮助。

图3.5

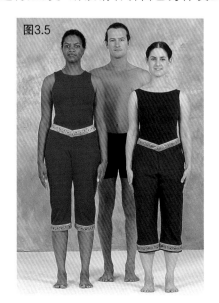

图3.6

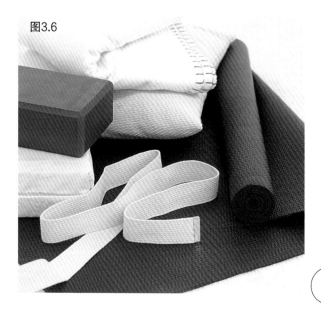

如果练习者是独自练习，在刚开始的时候可以请其他人帮忙朗读相关解说，这样就可以把注意力集中在体式或放松练习上。一定要先练习初学者的基本体式，然后逐渐进阶到有难度的体式。练习者只有在可以轻松地完成基础体式后，才能进入下一阶的练习，在练习时千万小心，不要伤到自己。如果能在一面全身镜前练习会很有帮助，特别是初学者，可以利用镜子检查自己身体的姿势是否正确。在准备在家练习之前，参加一个瑜伽班，瑜伽班能让练习者安全地学到所有体式，还有教练帮忙检查练习的过程是否正确。

开始练习体式时，睁开眼睛有助于感觉身体的平衡。越来越熟练以后，就可以把眼睛闭上，从而更专注于自己的呼吸，以及呼吸与动作的协调。

如果与一群人一起练习，可以把眼睛闭上，这样就不会用批判的眼光把自己与其他人相比较了。在练习时，也就可以采取更加个性化的方式，并且提高自省。在进行站立体式和保持平衡时，应该睁开眼睛。

一般性安全防范措施

每个体式都有一些安全防范措施，练习者可以在介绍每个体式的页面找到有关安全措施的说明。不过，有一些通用的措施适用所有的瑜伽练习，而且这些通用措施很重要，能使练习者避免受到伤害。

* 仔细阅读所有解说和防范措施，或者让别人读给自己听。
* 检查练习区域，清除所有锋利的物体、球状物体、带轮子的物体或其他任何有可能踩到或使自己滑倒或绊倒的物体。
* 检查练习区域的地面，不要太滑，这样就不需要使用与体式无关的肌肉帮助保持平衡（使用这些肌肉有可能导致它们被扭伤）。如果没有防滑的地面，需要使用瑜伽垫。
* 温和地对待自己，千万不要练习到产生疼痛感。如果太强迫自己，有可能导致肌肉或韧带拉伤。练习所有动作时，都要能轻松地呼吸，而且不超过自己能承受的实际范围。
* 在完全掌握体式的低阶版本之前，千万不要尝试较困难的中高阶版本，至少保持体式的低阶版本30秒或8个深呼吸。

* 在你第一次尝试某个体式时，一定要在瑜伽教练或比自己更有经验的人的监督下进行。
* 如果独自练习，确保附近有手机，以便在需要帮助时能够求救。
* 疲惫时练习瑜伽可以让人重新充满精力，但是如果练习者很难集中精力，应该休息一会儿或练习较简单的体式。精力不集中更可能会导致受伤。
* 如果练习者患有慢性疾病，如哮喘、糖尿病或心脏病，请把急救药品放在身旁，或者最好与同伴一起练习，以最大限度地确保安全。

练习瑜伽之外的放松

瑜伽理论涉及生活的方方面面。不应该只在练习瑜伽的时候才温和地对待自己。

如果练习者记住瑜伽的建议，就会在生活中随时保持这种心态，帮助自己保持健康，保持平静和大脑清晰。

外出活动

每周至少进行一次户外活动，到山川、森林、动物园或海边散步。每天花一小会儿时间到户外去，即使只有午餐后或休息的10分钟时间。

还应该如第四章描述的那样，花时间在屋内进行几个完整的深呼吸，做眼保健操，或者伸展手臂、脖子和肩关节。这可在一天中的任何时间快速有效地释放压力，就算只进行5~10分钟的工间练习。

此外，当感觉紧张时，可以进行10次以上的深呼吸。还可以闭上眼睛，或让眼睛盯着室内的某个物体，如一盆植物。这么做可以让长时间坐在电脑前的你，身体得到调剂，恢复精力，把注意力重新放在工作上。

培养业余爱好

业余爱好让人有机会只为自己做某件事，没有时间的限制，也不会在过程中有越积越多的压力。

如果工作就是爱好，可以找一个新的业余爱好，这样就可以从每天的例行公事中解脱出来，稍微休息一会儿。

按摩

每月至少按摩一次，这样有助于肌肉放松。按摩可以提高身体柔韧性和运动流畅性，运动常受拉紧的肌肉和韧带的限制，因此，经常按摩可以促进练习效果。

有些按摩方式非常温和，有些按摩方式深入身体组织，可以尝试不同的按摩方式，如精油按摩、瑞士按摩、反射按摩和指压按摩（图3.7，图3.8），并找到适合自己的一种（或几种）方式。

按摩有助于意识到身体中比较紧张的部位。练习者可以选择相应的瑜伽体式来锻炼相应的紧张部位，并通过瑜伽经常检查这些部位的状况。

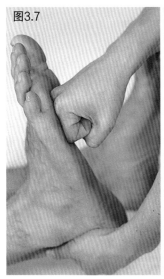 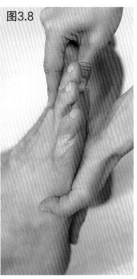

图3.7　图3.8

睡眠的重要性

缺乏睡眠是身体和大脑疲劳的罪魁祸首，还会导致日常活动时无精打采。

导致睡眠问题的常见原因一是无法放松肌肉；二是在一天中的最后时刻，无法使大脑中的"噪声"或活动安静下来。瑜伽有助于完全放松，使没有得到适当休息的大脑平静下来，从而改善睡眠质量。

设计自己的瑜伽练习

学会尊重自己的身体、聆听身体自然的呼唤非常重要。

在完成一组瑜伽体式后，练习者应该感到宁静和轻松，充满精力。如果感觉精力被耗尽，并且非常疲劳，很可能是运动过量了。请温和地对待自己，别把自己逼得太紧，否则百害而无一利。时刻谨记这一点，以及进行瑜伽练习时关于安全保护措施的知识，这样才可以开始设计有

趣、多样和有益的瑜伽练习，而且这样的练习能够适合个人的需要。

动态体式与静态体式

进行动态体式意味着不停地重复同一个体式的入式和出式，同时还要注意呼吸和动作相互协调。

静态体式是指需要保持一段时间的体式，时间用呼吸次数计算（如3~8个呼吸）。练习者一定要知道，静态体式是动态地完成的——在瑜伽中，"静态"并不代表不活动或被动。

几乎每个体式都有动态和静态两个版本，初学者应该先从动态体式开始，然后再练习静态体式，这样能使身体适应这个体式的入式和出式。动态体式还能让身体相关部位热身，从而使大脑和身体为静态体式做好准备。

越来越熟练后，就可以长时间地保持这些体式。

保持一个体式的基本条件是练习者觉得完成这个动作不难。重要的是要学会辨别身体有益的伸展和过于强迫自己身体之间的差别。

缓慢而又小心地进入和退出一个体式（从动态体式开始，就算只做2~3次，也是很好的准备工作）。

确保自己在练习一个体式时能轻松地呼吸，短时间重复静态体式2~3次，胜过长时间扭曲地保持一个体式。

体式与反体式

每个体式都需要另一个相反的体式来保持身体的平衡。这个相反的体式要么是把身体转向相反的方向，要么是让身体回到对称的体式上来。这可以让身体恢复到平衡的状态，并从这些体式中获得最大的益处。无论是动态体式、静态体式，还是休眠体式，练习者如果在完成一个体式后觉得不舒服，可以通过练习反体式来解决这个问题。

反体式比普通体式容易完成，而且有可能以休息的形式来完成的，这种形式是特别针对初学者设计的。本书有些体式的讲解中包括反体式建议。

保持反体式的时间是保持普通体式时间的1/3，也可以动态地完成反体式。特别需要反体式

来平衡的体式包括后仰、扭转、侧弯和倒立。

* 后仰体式以前屈体式来平衡。

* 扭转和侧弯体式以另一侧对称体式来平衡（婴儿式也很合适）。另外，在完成一个扭转或侧弯体式后，扭转或侧弯到另一个方向之前，要先回到对称的身体体式。这样脊柱可以回到舒适的状态，并成为向另一个方向扭转或侧弯的起点（不要在完成扭转或侧弯体式之前或之后，立即进行后仰的体式，这样对脊柱很不好）。

* 倒立体式以放松体式来平衡，如婴儿式或摊尸式（一种完全放松的体式）。这会让身体的血液循环恢复到平常的状态。在完成倒立体式后，如头倒立式，不要马上站起来，否则会导致头昏眼花。保持放松体式的时间至少是保持倒立体式时间的1/3，或者直到练习者觉得自己恢复正常以后。

体式概要图

第28、29页是本书中所有体式的概要图（除去热身和冥想的体式）。体式概要图有助于练习者设计自己的瑜伽练习。本书所有的体式被分成五类：中立、前屈、后伸、侧弯和扭转。这五类又细分为：坐或躺、站立、站立平衡、手的平衡、倒立、放松、反体式或休息体式。

为了提供更加简单明了的参考，每种体式只列出了一个版本（第七章描述了所有低阶版本）。

一旦选择了适合自己的体式，翻到相应的页码阅读详细的说明，逐渐从初学阶段发展到高级阶段。

阅读本书会发现大多数体式都有准备动作，在进行更高级的版本前，应该充分掌握准备动作。

图中的体式有难易之分："☀"表示适合初学者，"☀☀☀☀☀"代表最高阶。

每次练习的顺序

一般的顺序是：热身→简单体式→比较有挑战性的体式和倒立体式→休息体式或反体式→平衡体式→放松体式→呼吸练习→冥想。

充分热身

在正式体式练习之前先进行2~5个热身练习，包括一般性的热身练习和针对相应体式的热身练习（p.30~37)。

充分热身可以确保身体相应部位充分地准备好，安全地执行练习者将要练习的体式。

基础体式和有难度的体式

可以练习不同类型的体式，也可以专注于某个特定类型的体式。

选择2~6个体式：从前屈体式开始，因为这些体式要求身体具备一定的柔韧性。接着进行后伸类型的体式，这些体式要求身体在经过热身以后，具备一定的力度。

记住：没有必要从每个类型中挑选体式。可以选择今天练习这个类型的体式，明天练习另外一个类型的体式。

可以重复练习某个体式。例如，在练习的前半部分进行的某个前屈体式，可以作为后伸体式的反体式。

放松体式

在练习过程中至少要包括3~4次放松体式，以让身体在体式之间得到充分的休息。还可以从放松体式开始整个练习，这样能让大脑和身体放松地完成接下来的体式。

反体式

在练习过程中交替地进行体式和反体式练习非常重要，保持反体式的时间是保持最终静态体式时间的1/3。

可以在完成相同类型中的2~3个体式以后再进行反体式。例如，如果练习者打算做后伸体式，可以从基础的动态体式和静态体式开始，给自己一个热身的过程。例如，从眼镜蛇式和蝗虫式开始，接着进行一个较有难度的体式，如弓式，然后再进入前屈体式。

为了能更顺畅地从一个体式进行到下一个体式，请从一个类型做到下一个类型，这样就不会一会儿坐一会儿站了。可以从坐姿开始，然后做几个站姿，再回到坐姿；也可以从站姿开始，然后做几个坐姿，再回到站姿。让练习过程尽可能地顺畅，从而避免不适。

平衡体式

对于已经热身过的身体部位，可以选择练习针对这个部位的平衡体式。例如，如果已经练习了束角式，再练习树式就会觉得很容易。

如果集中练习前屈体式，会发现更容易保持船式或难度更大的战士一式的平衡。

以放松体式结束

练习过程应该以放松体式作为结束，如5~10分钟的摊尸式。

在第136~141页中找到关于呼吸的详细说明。它们可以在一天中的任何时间练习，即使当时并没有练习其他瑜伽体式。

一旦你选择好适合自己的一系列体式，重复这个练习过程几周或几个月的时间并评估自己的进展。通过这种方式你将从自己的练习中取得最大的收获，不要每天练习新的体式。

设计自己的瑜伽课程

一节瑜伽课程至少需要15~30分钟，笔者建议90分钟，因为这样才有足够的时间练习不同的体式，并有时间进行放松、呼吸和冥想练习。如果练习者只有很短的一段时间，如20~30分钟，可以挑选少量的体式集中精力练习，不要匆匆忙忙地练习太多体式。

不同时长练习的最佳安排

15分钟的练习

* 10分钟：热身（向太阳致敬式）和婴儿式或摊尸式。
* 5分钟：呼吸和冥想。

30分钟的练习

* 5分钟：热身。
* 20分钟：前屈（动态/静态），后伸（动态/静态），前屈（静态），扭转，前屈，一个/两个站立体式（动态/静态），放松体式。
* 5分钟：呼吸和冥想。

60分钟的练习

* 5~10分钟：热身。
* 35分钟：前屈（动态/静态），后伸（动态/静态），前屈（静态），扭转，前屈，一个/两个站立体式（动态/静态），平衡体式，放松体式，倒立体式，放松体式。
* 15分钟：呼吸和冥想。

长时间的冥想（如30~45分钟的冥想）练习很有益处，它既可以在瑜伽练习以后进行，也可以在一天中的任何时间完成，如清晨或傍晚。

30分钟瑜伽练习示例

* 5分钟：热身。
* 20分钟：练习体式。

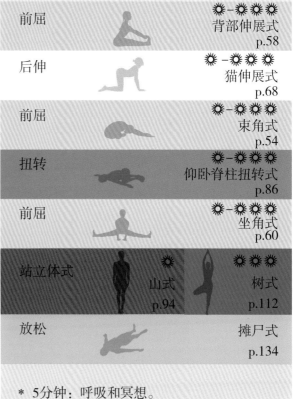

前屈		☀–☀☀☀ 背部伸展式 p.58
后伸		☀–☀☀☀ 猫伸展式 p.68
前屈		☀–☀☀☀ 束角式 p.54
扭转		☀–☀☀☀ 仰卧脊柱扭转式 p.86
前屈		☀–☀☀☀ 坐角式 p.60
站立体式	☀ 山式 p.94	☀☀☀ 树式 p.112
放松		摊尸式 p.134

* 5分钟：呼吸和冥想。

体式概要图

体式类别	中立			前屈		
坐或躺			金刚跪坐 ☼-☼☼ p.50	大拜式 ☼☼ p.50		背部伸展式 ☼-☼☼☼ p.58
			手杖式 ☼ p.59	束角式 ☼-☼☼☼ p.54		头碰膝前屈伸展式 ☼-☼☼☼ p.56
			牛面式 ☼-☼☼ p.52	坐角式 ☼-☼☼☼ p.60		船式 ☼-☼☼☼ p.64
				射箭式 ☼☼-☼☼☼☼ p.62		
站立	山式 ☼ p.94	战士二式 ☼☼ p.102		幻椅式 ☼☼ p.95	站立前屈式 ☼☼-☼☼☼ p.96	加强侧伸展式 ☼☼ p.98
站立平衡	树式 ☼☼☼ p.112	站立抬腿式 ☼☼-☼☼☼ p.117		鹰式 ☼☼☼ p.113		战士三式 ☼☼☼ p.114
靠手臂支撑的平衡	平板式 ☼☼ p.118	孔雀式 ☼☼☼☼-☼☼ p.120	手倒立式 ☼☼☼☼ p.121		乌鸦式 ☼☼☼ p.120	
倒立		头倒立式 ☼☼-☼☼☼☼ p.128		肩倒立式 ☼☼-☼☼☼ p.124		犁式 ☼☼☼-☼☼☼ p.126
						下犬式 ☼-☼☼☼ p.80
放松		摊尸式 p.134		婴儿式 p.135		快乐婴儿式 p.135
反体式或休息体式		基本站立式 p.94		不对称站姿的反体式 p.93	倒箭式 p.125	半犁式 p.127

后伸	侧弯	扭转

后伸		侧弯	扭转
☀-☀☀☀ 猫伸展式 p.68 ☀-☀☀☀ 骆驼式 p.70 ☀-☀☀☀ 眼镜蛇式 p.72			☀-☀☀☀ 仰卧脊柱扭转式 p.86
☀-☀☀☀☀ 蝗虫式 p.74 ☀-☀☀☀☀☀ 弓式 p.76 ☀-☀☀☀ 鱼式 p.78			☀-☀☀☀ 坐姿扭转式 p.88
			☀-☀☀☀ 新月式 p.90
			☀☀☀ 劈叉式 p.91
☀☀ 战士一式 p.100	☀☀-☀☀☀ 三角式 p.104	☀☀-☀☀☀ 侧三角伸展式 p.108	☀☀☀ 反转三角式 p.106
☀☀-☀☀☀☀ 舞蹈式 p.116	☀☀☀ 半月式 p.115		
☀☀-☀☀☀ 后仰平板式 p.119	☀☀-☀☀☀ 斜平板式 p.118		
☀☀☀-☀☀ ☀☀ 蝎子式 p.131	☀-☀☀☀ 轮式 p.82		
把鱼式作为放松体式 p.79			

* 注：体式概要图的颜色
以轮穴区分

▨ 根轮：海底轮

▨ 骶轮：生殖轮

脐轮：太阳轮

■ 心轮

喉轮：沟通之源

■ 眉心轮：三眼轮

▨ 顶轮

第四章 热 身

热身的一个重要作用是能让练习者把注意力集中到呼吸上，并通过深呼吸增加吸入的氧气从而增强体力，为练习瑜伽做准备。热身练习还能在清晨唤醒身体，或在忙碌的一天结束时让身体平静下来。

热身可以改善四肢的血液循环，对感知身体力线和体式的充分伸展很有帮助。热身还能让身体轻松地摆出体式，防止身体受到伤害；另外，热身能减轻练习瑜伽后身体的僵硬程度，因为增加的氧气供应和循环能减少肌肉产生乳酸。

热身的最大好处是让我们更好地完成瑜伽动作，并对自己身体的力线有更强烈的意识，这有助于大脑专注于将要练习的瑜伽体式。

热身是很好的放松运动，可以在一天中的任何时间和任何地点进行。

例如，简单的伸展动作可以在办公室或旅途中的飞机舱里完成。这些动作既可以放松肌肉，减轻疲劳，还可以刺激血液循环和增强体力。

常用的热身既可以是向太阳致敬式，也可以是一组从头到脚活动身体各个部分的准备练习。练习者一般不会有那么多时间在一次练习中完成所有的动作，可以经过一段时间的尝试后，找到自己最喜欢的或最需要的热身动作。

热身练习注意事项

如果身体的某一处现在或以往有损伤、有问题或者很僵硬，建议增加针对这些部位的热身练习。通常瑜伽老师会注意到练习者自己都没意识到的僵硬或紧张部位，瑜伽老师也会建议练习者去医院检查和咨询。

有损伤或患有疾病的练习者，在练习任何热身动作前都应先咨询医生或瑜伽老师，他们会告诉你应该选择哪些动作，避免哪些动作。如果选择练习某个或某类体式，一定要记住在热身时要专门锻炼与这类体式相应的身体部位。

热身常规流程

有些人喜欢从固定的动作开始，因为这样有利于身体习惯热身动作。

由于对热身的流程很熟悉，练习者会更加留心对身体的运用：以固定的动作序列开始可以为注意力更加集中打下基础。

在设计个性化的开始动作时（从头到脚，或者专注于身体的某个部位），每个动作都要练习一段时间。然后再挑选自己觉得更需要和做起来比较舒适的动作。练习者可以按照自己的意愿安排每个动作的顺序。

练习者可能需要在自己的开始动作中加入针对瑜伽练习中某个特定体式的准备动作。

从头到脚的热身练习

所有的动作都需要以缓慢、温和和可控的方式练习，并让呼吸和动作相协调（除非个别特别情况）。呼吸也要缓慢、克制。

注意：千万不要强迫自己进行某个可能让自己受伤的动作或伸展。

起始体式

下面的热身动作既可以坐着完成，也可以站着完成。

坐姿起始体式

坐在瑜伽垫上，上半身挺直，尽量伸展脊柱，大腿交叉，保持自己觉得舒适的体式，把手放在大腿或膝关节上。

站姿起始体式

站直，脊柱尽量伸展，手臂放在身体两侧。双腿平行伸直，或者稍微弯曲。双脚并拢，或者分开与肩同宽。

头和脸的热身动作

下面的动作能帮助练习者在练习瑜伽前放松面部。面部肌肉一般都很紧张，但是我们很少意识到这一点。

眼睛

头部保持中立位，眼睛分别向上、左、右、下，以及对角线的方向转动（图4.1~4.4）。

顺时针转动眼球3~4次，然后逆时针转动眼球3~4次。

闭上眼睛，双手搓热后捂住眼睛（掌心隆起，不要贴在眼睛上）。睁开眼睛看着掌心的暗处，并保持2~3个呼吸，让眼睛适应黑暗。闭上眼睛，松开双手，再次睁开眼睛，让目光慢慢停留在眼前的物体上。

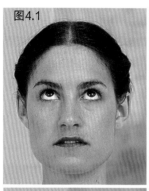 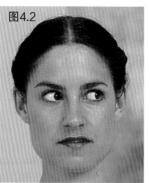

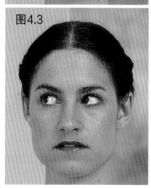 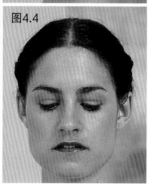

面部肌肉

收紧所有面部肌肉，紧紧地闭上眼睛，并噘起嘴巴（图4.5）。

接下来做相反的动作，尽量睁大眼睛和张大嘴巴，把舌头伸出来（图4.6）。

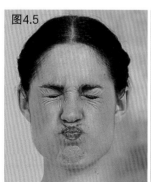 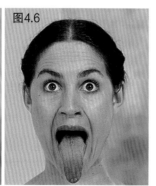

脖子的热身动作

这些动作可以帮助练习者在练习瑜伽前，放松颈部。如果脖子有伤，或者觉得不舒服，请不要做这些动作。

转动头部

吸气，先将头部尽量向右转（图4.7）。呼气，再将头部转回到正面。另一侧重复同样的动作。左右各做1次为1组，重复2~3组。

注意：始终保持下巴与地面平行。

脖子后面

呼气，低头，下巴向胸部靠拢，最少保持这个体式2个呼吸。吸气，头回到起始位置（图4.8）。

脖子前面

吸气，抬起下巴，拉伸脖子前侧；保持这个体式1~2个呼吸。呼气，低头，下巴向胸部靠拢；保持这个体式1~2个呼吸（图4.9）。

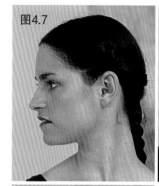 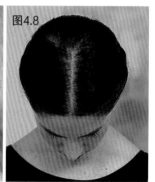

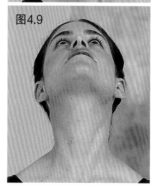

头部侧伸展

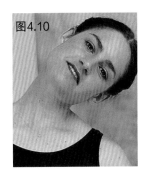
图4.10

呼气，头歪向左侧，让左耳靠近肩膀（图4.10）。

右侧肩膀下沉，从而加大右侧脖子的拉伸。让眼睛和脸正对前方。保持这个体式2个呼吸。

缓慢呼气，下巴向胸部靠近，头部从中立位低下。吸气，抬头，伸直脖子。另一侧重复同样的动作。

头部环绕

头部缓慢画圈。呼气，下巴朝向胸部内收。

吸气，头转向右边，然后再转到中间，脸部朝天，下巴抬高。

呼气，头转向左边，然后再转到中间，脸部朝地，下巴朝向胸部内收，尽量伸展脖子后侧，并确保头部动作顺畅。

按照顺时针的方向重复1~2次，然后再按照逆时针的方向重复1~2次。

肩关节和手臂的热身动作

在进行下面的每个动作时，一定要记住顺时针方向和逆时针方向都要做。

肩关节环绕

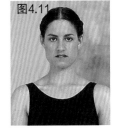
图4.11

吸气，肩关节向前向上，朝耳朵靠拢（图4.11，图4.12）。

呼气，肩关节向后向下（图4.13，图4.14）。

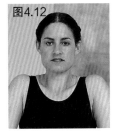
图4.12
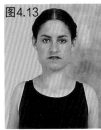
图4.13
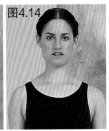
图4.14

重复这组动作2~3次。

上臂环绕

屈肘，手放在肩关节上，环绕双肘，保持肩关节压低。吸气，双肘向上抬高（图4.15，图4.16）。

呼气，双肘向下压低（图4.17，图4.18）。

重复这组动作2~4次。

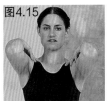
图4.15
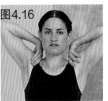
图4.16
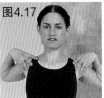
图4.17
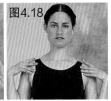
图4.18

全手臂环绕

双臂向前伸直（图4.19）。

吸气，双臂向上伸直（图4.20）。

呼气，双臂向两侧打开并向后下压低（图4.21，图4.22）。

重复这组动作2~4次。

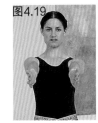
图4.19
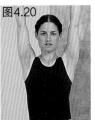
图4.20
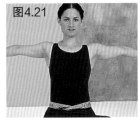
图4.21
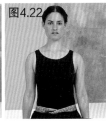
图4.22

手腕的热身动作

双臂向前伸直，朝不同方向转动手腕和手掌2~3次（图4.23，图4.24）。

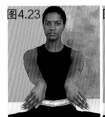
图4.23
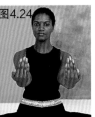
图4.24

手掌的热身动作

双臂向前伸直，摇晃双手，逐渐带动双臂，直至整个手掌和手臂都充分伸展开。

脚和踝关节的热身动作

坐姿，上身挺直，双腿向前伸展，双臂放在身体两侧，双手在髋的两侧放到瑜伽垫上。检查一下身体的重量是否均匀地分布在臀部的两侧。

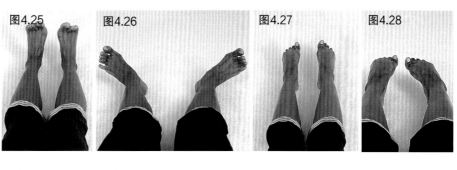

图4.25　图4.26　图4.27　图4.28

勾脚。脚和踝关节外旋三次，然后内旋三次（图4.25~4.28）。如果站着进行这个热身动作，两脚依次轮换练习。

身体的热身动作

平躺在瑜伽垫上，双臂挨着耳朵朝头顶方向伸展，双腿朝相反的方向伸展。

身体伸展

吸气，伸展双臂、双腿和双脚，以使身体得到全面的伸展，腿和手臂伸展的方向相反。呼气，放松。然后先伸展身体的右侧，再伸展身体的左侧。通过再次同时伸展身体两侧使身体恢复对称状态（图4.29）。

对角线伸展

双臂和双腿呈"V"形分开。吸气，伸展右臂和左腿；呼气，放松。吸气，伸展左臂和右腿；呼气，放松。然后同时伸展身体两侧使身体恢复对称状态（图4.30）。

伸展和卷曲

吸气，伸展整个身体（图4.31）。

呼气，卷曲身体，膝关节靠近额头，双臂环抱双腿。重复这组动作2~3次。这组动作能让脊柱变暖，并可加强腹肌力量（图4.32）。

滚动

屈曲膝关节，让膝关节靠近胸部，双手从腘窝处抱住屈曲的膝关节。尽量弯曲脊柱，在整个动作中保持下巴靠近胸部。

前后滚动。向后滚至腿部位于头部上方；然后向前滚动。这个动态的动作可使脊柱变得灵活，并使椎骨排列整齐（图4.33，图4.34）。

注意：如果无法弯曲脊柱，请不要做这组动作。如果感到任何不适，应马上停止练习。

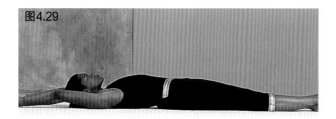

图4.29

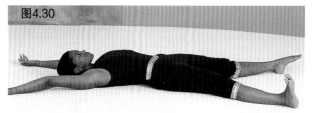

图4.30

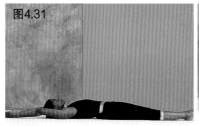

图4.31

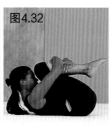

图4.32

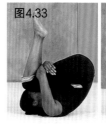

图4.33

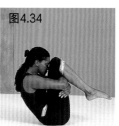

图4.34

腿部和髋部的热身动作

平躺在瑜伽垫上，双腿伸展、并拢，膝关节绷紧，勾脚。双臂平放在地面上，靠近身体两侧，掌心向下（图4.35）。有特殊说明的除外。

不要在练习过程中拱起背部或抬起臀部。腹肌朝向地面的方向收缩。

除非特别说明，头部应该保持在地面上，所有动作都必须与呼吸协调。

注意：不要匆忙地完成任何动作。

为增加身体柔韧性而进行抬脚动作时，带子会很有用。如果使用带子，让带子穿过脚底或包住踝关节，双手拉住带子的两头。

注意：孕期女性在练习时应该张开双腿，这样做可以避免腹部承受压力。孕期只可进行简单的动作，特别是在孕期前三个月的时候。

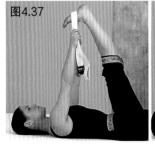
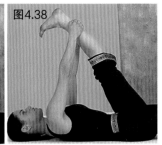

图4.37　图4.38

单脚抬高（高阶）

抬起右脚（图4.37）。

双手握住右踝关节，或者用带子拉紧脚底。保持双腿伸直，勾脚。保持这个体式2~6个呼吸。然后左腿重复同样的动作（图4.38）。

双脚抬高

吸气，双腿并拢伸直，向上抬高。呼气，放下双腿，回到起始位置。重复2~10次（图4.39）。

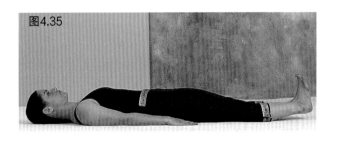

图4.35

单脚抬高

吸气，尽量抬起右脚（图4.36）。

呼气，脚回到起始位置。

左脚重复同样的动作。交替抬高双脚2~4次。

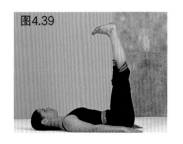

图4.36

注意：如果后背感到任何不适，或者腹肌力量比较弱，可以在一条腿抬高时，让另一条腿屈曲，脚踩在瑜伽垫上。

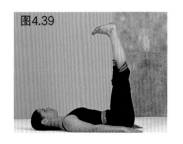

图4.39

注意：只有腹部和腰背部肌肉足够强壮时，才可以尝试双脚抬高的动作。如果在做这个动作时，不能做到不让后背拱起或臀部抬高，应该先练好单脚抬高的动作，直到自己的能力提高以后再练习这个动作。

双脚抬高（高阶）

如前所述抬起双腿，像高阶单脚抬高那样双手握住双腿。将双腿慢慢地朝向上半身的方向拉，保持双腿伸直，并保持后背和臀部与地面接触。保持这个体式3~6个呼吸。

大腿内侧和髋部弯曲

双腿抬高，屈曲膝关节，双腿向两侧打开，脚底相互接触，膝关节指向两侧。双手握住脚和踝关节，慢慢将双脚朝向上半身的方向拉。保持这个体式2~6个呼吸（图4.40）。

双腿向两侧打开，同时将双手压在两侧大腿内侧。保持这个体式2~6个呼吸（图4.41）。

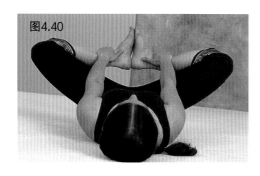

图4.40

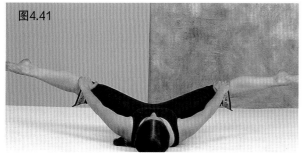

图4.41

大腿伸展

俯卧，右手垫在额头下，双腿伸直并拢。屈曲左腿，用左手握住左腿。左脚跟尽量靠近臀部，直到左大腿的肌肉有牵拉的感觉，保持左膝关节与地面接触。保持这个体式3~6个呼吸，然后右腿重复同样的动作（图4.42）。

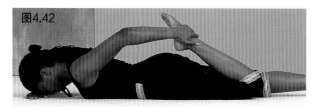

图4.42

放松体式

以下是完成腿部和髋部热身后的放松体式。

注意：不要让自己的臀部抬离地面。

单腿放松

屈曲右腿，把膝关节抬到腹部上方，双手抱紧，脚放松。左腿伸直放在瑜伽垫上，脚放松。保持这个体式3~6个呼吸，然后左腿重复同样的动作。练习这个动作一般从右腿开始，这样可以轻轻地挤压大肠顶端，帮助肠胃在反重力的作用下消化食物（图4.43）。

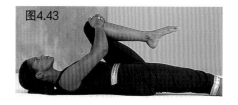

图4.43

双腿放松

先把双腿抱在胸前，然后按照单腿放松的方法练习（图4.44）。

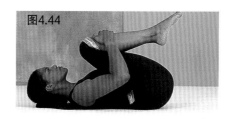

图4.44

双腿分开

这种放松体式可以锻炼髋部的柔韧性，而前两种体式锻炼的是腹部和背部。对于孕期女性，请只练习本体式（图4.45）。

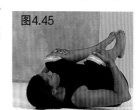

图4.45

站立的热身动作

若无特殊说明，通常起始体式是身体直立，双腿并拢，手臂放在身体两侧。

脊柱前屈

呼气，低头，向前放松脊柱、脖子、肩关节、手臂和胸部（图4.46）。

最后放松整个背部，让整个脊柱向前弯曲。屈曲膝关节，不让脊柱承受任何压力（图4.47）。

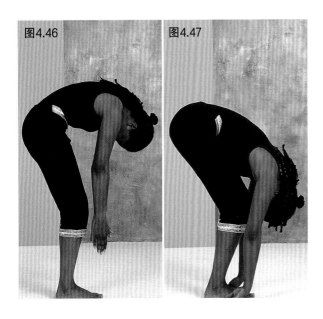

吸气，反向完成呼气时的每个步骤，直至身体慢慢挺直。稍微收腹，采用胸式呼吸，重复这组动作2~4次。

脊柱侧屈

双手叉腰站立（如果坐在瑜伽垫上练习，双手支撑在地上）（图4.48）。

吸气，抬起右臂，放在右耳旁（图4.49）。

呼气，向左侧弯腰，伸展身体的右侧。保持右臂伸展，靠近右耳。保持这个体式2~3个呼吸（图4.50）。

在吸气时恢复起始姿势，回到笔直的站立体式。另一侧重复同样的动作。要想让身体回到对称状态，向前弯曲脊柱放松，保持2~3个呼吸。

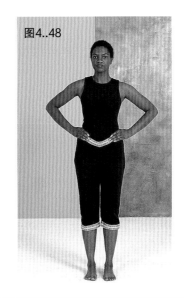

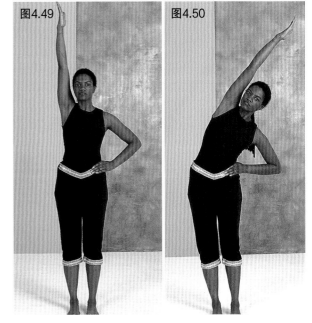

甩臂

收腹，向前和向后甩动手臂（就像走路一样），一前一后手臂抬起的高度相同（图4.51，图4.52）。

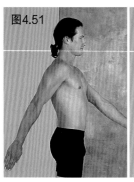 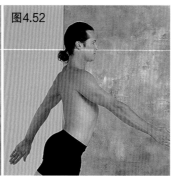

张开双臂

双手举到肩关节的高度，打开并拢双臂（图4.53，图4.54）。

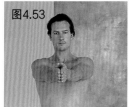 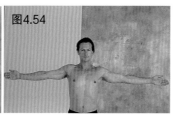

反向扭曲

向两侧转动你的腰部，头部也跟着转动。稍微弯曲你的膝关节，使扭转的动作更顺畅（图4.55）。

注意：转动的幅度不要太大。如果背有问题，转动时要小心，或者干脆不做这个动作。在扭转时要非常小心，动作不要太剧烈。

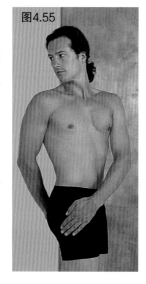

甩腿

双手叉腰，将重量放在左脚上，像钟摆一样晃动你的右腿（前后运动），腿部逐渐越抬越高，同时保持腿部抬起的前后高度相同。双腿都要伸直（图4.56，图4.57）。

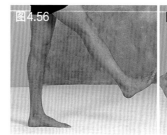 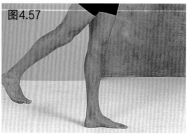

甩臂和甩腿

把甩臂动作加入甩腿动作中去，像走路那样前后甩动你的双臂，腿部甩动的方向与同侧手臂甩动的方向相反，不要把手臂抬到比肩关节还高。然后抖动放松腿和手臂（图4.58，图4.59）。

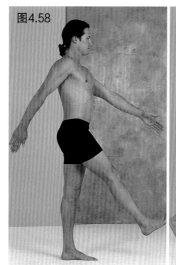 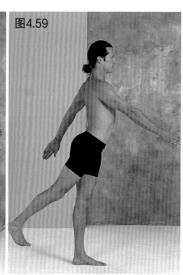

第五章　向太阳致敬式

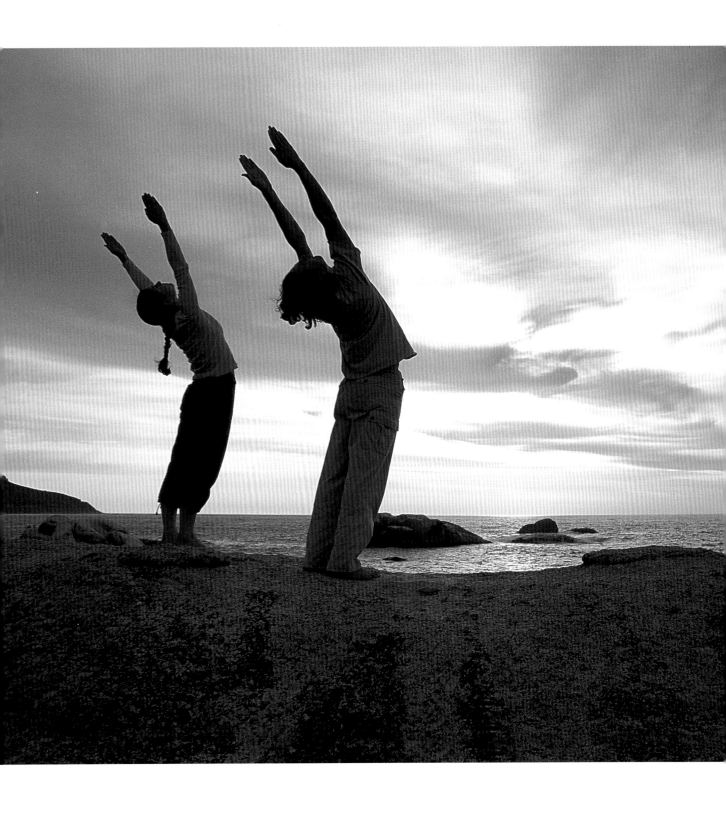

向太阳致敬式是一组瑜伽体式，它来源于一系列对初升的太阳进行膜拜的动作。向太阳致敬是为了感谢太阳带来的光明和温暖，带给大自然的活力，以及带给我们生活的影响。

向太阳致敬式是伸展四肢、加强整个身体尤其是脊柱力量的有效方式。向太阳致敬式中的每个体式都经过精心安排，每一个伸展和打开胸部的体式后面肯定紧接着一个收紧胸部的体式。这会让呼吸系统更加自由地进行深呼吸。向太阳致敬式还能促进整个身体的血液循环。血液循环的改善加上深呼吸让氧气供应更加充足，使练习者变得精力充沛、注意力更加集中。

向太阳致敬式的动作应该流畅地一个接一地完成。这样我们不仅能从每个体式中获益，还能从体式之间的转换动作中获益。呼吸和动作的协调对我们特别有帮助，当我们能够顺畅地完成所有动作时，会给人平衡、优雅的感觉。

向太阳致敬式是最好的热身动作，因为它能在练习开始时，有效地唤醒身体，激发身体活力。它还可以在瑜伽练习过程中的任何一个阶段完成；如果练习者只有很短的练习时间，也可以只练习向太阳致敬式。

不要练习自己身体无法承受的体式。本章描述的三个级别的体式代表三种不同的难度。如果练习者的脊柱有问题，练习时注意身体向前屈时屈膝，并照顾好自己的背部。

注意：向太阳致敬式不适合患有高血压和心脏病的人。如果患有眼睛和耳朵疾病，建议不要练习任何倒置的动作。向太阳致敬式也不适合孕妇练习。

为了能最大限度地受益，把向太阳致敬式当成练习动作的一部分，经常练习。从一次练习2~3组开始，逐渐增加至一次可以练习12组。初级和中级体式的1组是指2次完整的系列动作，即在进行步骤4和步骤9时分别使用右脚和左脚各练习1处。

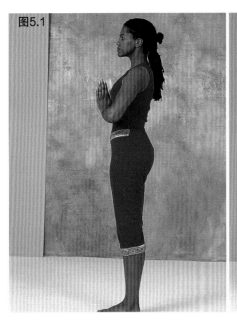
图5.1

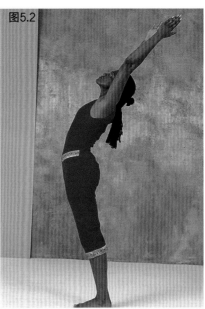
图5.2

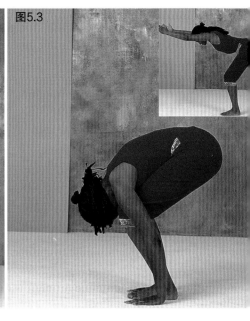
图5.3

初级体式 ☀

步骤1.双腿站直，双脚并拢，脊柱伸展。双手合十，放在胸骨处，双肘肘尖向外。体重均匀地分布在双腿上（图5.1）。

步骤2.吸气，双臂伸直举过头顶，身体稍微后伸，双臂跟随身体后伸。双手分开，掌心相对，双臂平行，靠近耳朵。头跟随身体移动，保持颈部和背部伸展（图5.2）。

步骤3.呼气，先向上伸展双臂和双手，然后向前向下伸展，保持双臂靠近耳朵。身体前屈，保持头、颈和脊柱成一条直线（图5.3）。前屈至身体不能再向下弯曲时，双手触地放在双脚旁，必要时可以屈曲膝关节。头向内收，额头朝向膝关节或胫骨。

步骤4.吸气，右腿向后伸展，右脚背和右膝关节落在地上，脚趾指向身后的方向。左腿屈曲，脚跟位于膝关节正下方。右臀向下压，直至可以感到右臀前侧肌肉拉紧。向上看，伸展脖子，抬起下巴（图5.4）。

步骤5.屏住呼吸，左腿后伸，与右腿姿势相同，把体重分散到四个点上。头、颈与脊柱成一条直线，眼睛看向地面双手之间的位置。双臂伸直，注意不要耸肩，以免拉伤肩颈（图5.5）。

步骤6.呼气，胸部和额头贴地（毛毛虫式）。双臂屈曲，位于身体两侧（图5.6）。

步骤7.吸气，伸直双腿，胸部沿地面向前伸展，直至髋关节触地。头部向前向上伸展，上半身抬离地面，腰向后弯。双手撑地帮助保持这个体式，双肘稍微屈曲，并且尽量向身体两侧靠拢。保持髋关节贴地，收紧臀部肌肉，以保护背部。肩关节下压，伸长脖子，不要让上半身承受压力（图5.7）。

步骤8.呼气，一边落下胸部，一边让脚掌踩

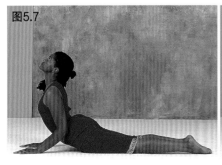
图5.7

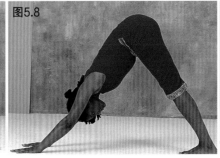
图5.8

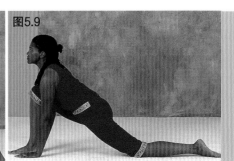
图5.9

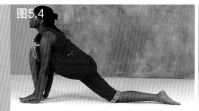

图5.4

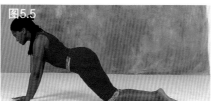

图5.5

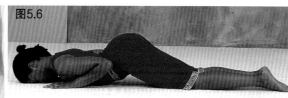

图5.6

地。手臂支撑并向上推，抬起臀部，直到身体呈倒"V"形。体重均匀地分布在双手和双脚上，尽量让脚跟着地。膝关节伸直或稍微屈曲，头位于双臂之间（双臂靠近耳朵）。拱起背部（特别是腰部），将尾骨尽量抬高（图5.8）。

步骤9.吸气，右腿向前屈曲，放在双手之间，左膝关节落到地面上，脚趾放松。右脚跟位于膝关节正下方（图5.9）。

步骤10.呼气，收左腿，放至右腿旁，回到步骤3（图5.10）。

步骤11.吸气，双臂举起，靠近耳朵（图5.11）。反向执行步骤2的动作，回到站直的体式。保持双臂放在耳朵旁，头、颈与脊柱成一条直线，背部挺直，一旦站直以后，伸直膝关节，身体后伸，同步骤2。

步骤12.呼气，双手合十（图5.12）。

注意：步骤3~10，双手应该保持在相同的位置。重复练习，步骤4和步骤9先使用左腿，步骤5和步骤10先使用右腿。

扫码看视频

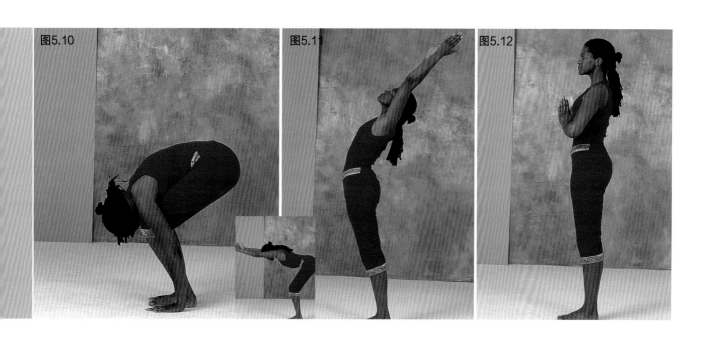

图5.10

图5.11

图5.12

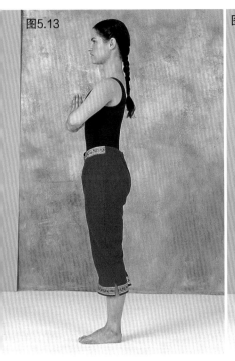

图5.13

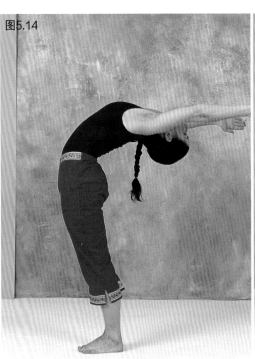

图5.14

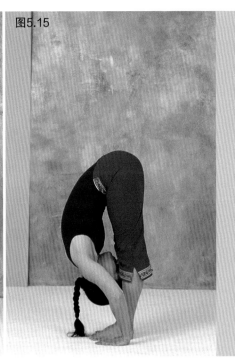

图5.15

中级体式 ☀☀

基本同初级体式的口令，改动如下：

步骤1.站直，双手合十，肘尖向外（图5.13）。

步骤2.吸气，身体后伸，头跟随身体移动（图5.14）。

步骤3.呼气，身体前屈，双腿伸直（如果有困难，可以稍微屈曲膝关节）（图5.15）。

步骤4.吸气，右腿后伸，右脚趾支撑身体，保持右腿伸直（图5.16）。

步骤5.屏住呼吸，左腿后伸，放在右腿旁

边，双手和双脚趾支撑身体（平板式）。双腿并拢，保持臀部与身体成一条直线，头、颈与脊柱成一条直线。眼睛看向双手之间的地面，或者看向双手。双臂伸直。不要耸肩，以免拉伤肩颈（图5.17）。

步骤6.呼气，膝关节、胸部和额头放在地面上（毛毛虫式）。双臂屈曲，双肘尽量靠近身体两侧（图5.18）。

步骤7.吸气，上半身尽量向后伸，双臂微屈，髋关节贴地。由于这个体式会挤压腰部，所

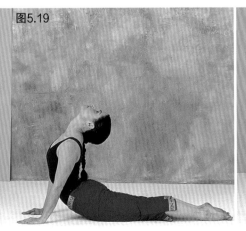

图5.19

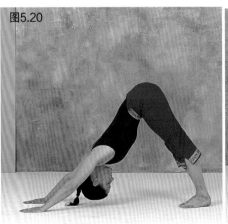

图5.20

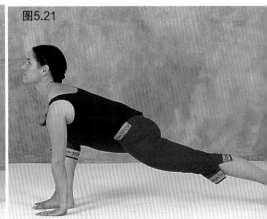

图5.21

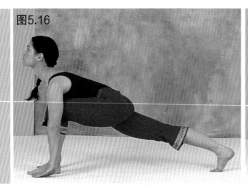

图5.16

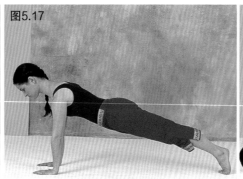

图5.17

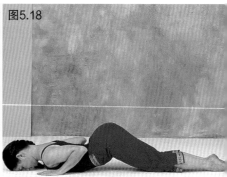

图5.18

以在练习时一定要小心。可以向瑜伽老师寻求建议（图5.19）。

步骤8.呼气，身体呈下犬式（参考初级体式步骤8）（图5.20）。

步骤9.吸气，右腿屈曲，向前放至两手之间，与步骤4不同，步骤4是左脚在前。左腿伸直，脚趾着地（图5.21）。

步骤10.呼气，左脚放在右脚旁。双腿站直，身体前屈，双手放在双脚旁，支撑地面，同步骤3的体式（图5.22）。

步骤11.吸气，双臂前伸，靠近耳朵，然后回到步骤2中站立后伸的体式。保持双臂靠近耳朵，

这样头、颈才能与脊柱成一条直线，背部才能挺直（图5.23）。

步骤12.呼气，回到步骤1的起始体式（图5.24）。

注意：步骤3~10，双手应该保持在相同的位置。重复练习，步骤4和步骤9先使用左腿，步骤5和步骤10先使用右腿。如果想要增加难度，可以每个体式保持2~6个呼吸。在练习步骤5时不要屏气。

扫码看视频

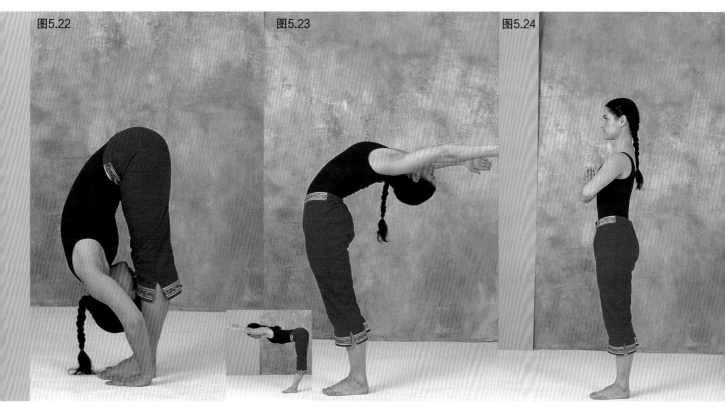

图5.22

图5.23

图5.24

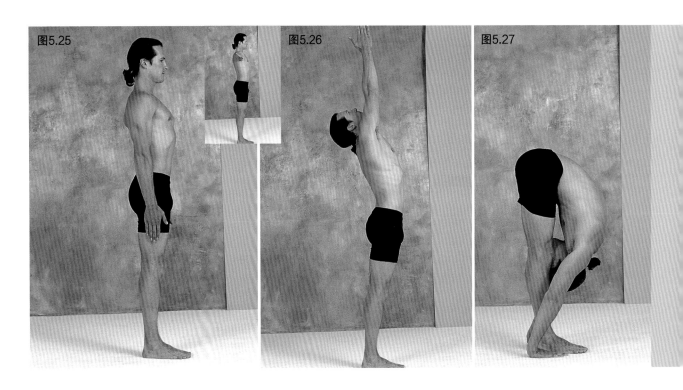

图5.25　　　　　　图5.26　　　　　　图5.27

高级体式 ❀❀

　　这是一个比较费力的系列体式，不同于初级和中级体式的是，高级体式由11个体式组成。

　　步骤1.起始体式是身体站直，脊柱伸展，双臂放在身体两侧，挺胸，双腿笔直并拢（图5.25）。

　　步骤2.吸气，双臂伸直，从身体两侧向上伸（图5.26），直到手掌在头顶合拢。眼睛看向手掌。

　　步骤3.呼气，双臂前伸，靠近耳朵。身体前屈至无法再向下弯曲，保持脊柱笔直。双手触地，放在双脚两侧。双腿伸直，如果需要，可以稍微弯曲膝关节。眼睛看向肚脐（图5.27）。

　　步骤4.吸气，头向前伸，保持脊柱伸展，眼睛看向前面的地面（图5.28）。

　　步骤5.呼气，双腿后蹬，脚趾着地，身体成一条直线（平板式）。头向前伸，使颈与脊柱成一条直线（图5.29）。

图5.31

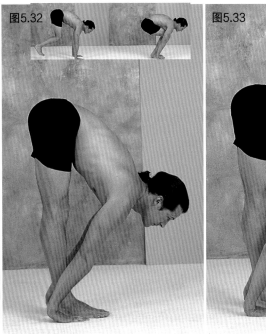

图5.32

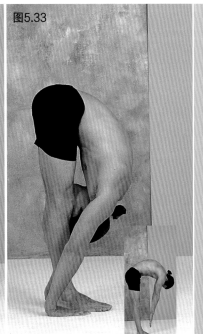

图5.33

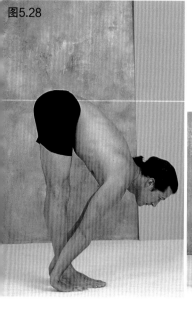

图5.28

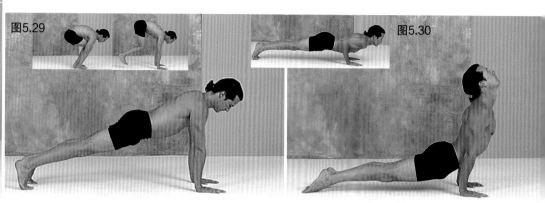

图5.29 图5.30

步骤6.屈曲双肘，胸部下落至双手之间，为吸气做准备。吸气，伸直双肘，头、胸和下巴前伸，背部向后弯，眼睛向上看。脚背着地，把重量放于双臂。髋关节离开地面（图5.30）。

步骤7.双肘稍微弯曲，胸部下落，为呼气做准备。呼气，双肘伸直，抬起臀部，身体后推，形成倒"V"形。体重均匀地分布在双手和双脚

上。尽量让脚跟贴地。拱起你的后背。眼睛看向肚脐。保持这个体式5个呼吸（图5.31）。

步骤8.吸气，双脚弹跳放于双手之间，屈曲膝关节，让跳跃动作有个缓冲。在弹跳时，头尽量前伸，这样脊柱可以稍微得到伸展，眼睛看向前面的地面。腿伸直，回到步骤4的体式（图5.32）。

步骤9.呼气，回到步骤3，眼睛看向肚脐（图5.33）。

步骤10.吸气，背部挺直，直到完全站直。双臂自两侧向上伸（图5.34），直到手掌在头顶相遇。眼睛看向手掌。

步骤11.呼气，双臂从两侧放下，反向执行步骤2的动作，回到步骤1的起始体式。重复这组动作3~12次。

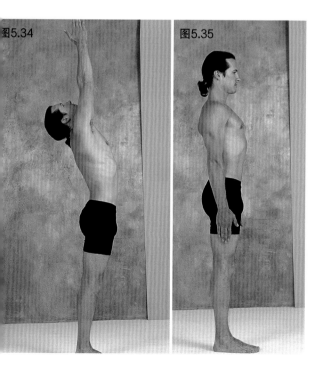

图5.34 图5.35

扫码看视频

第六章　轮　穴

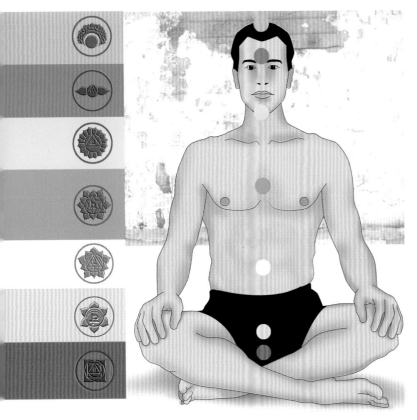

瑜伽理论认为，能量通过三条主要通道在人体内流动。这三条主要通道分别是中脉、左脉和右脉。中脉贯穿整个脊柱，左脉和右脉则从鼻子开始（左脉从左鼻孔开始，右脉从右鼻孔开始），先直达头顶，而后向下到达脊柱根部。它们沿着中经交错向下，三者有七个汇合点，这些汇合点就是轮穴。轮穴能够调节身体，并与内分泌系统有密切的关系。

轮穴1

根轮，又称海底轮。颜色：红色。元素：土。内分泌系统：性腺、生殖腺（卵巢或前列腺）。重要器官：生殖器官、直肠和肛门。基本功能：生殖和排泄。它不仅与排出身体不需要的物质有关，还与个人拥有强大的能力有关。

轮穴2

骶轮，也称生殖轮。颜色：橘色。元素：水。内分泌系统：肾上腺。重要器官：肾和肠。基本功能：消化和吸收营养成分。它不仅与身体的消化和吸收能力有关，还与个人对生活经历的消化、吸收和接受能力有关。

轮穴3

脐轮，也称太阳轮。颜色：黄色。元素：火。内分泌系统：无。它与最大的神经丛——腹腔神经丛有关系。重要器官：胰腺，能影响肝和胃。基本功能：情绪。它与自我意识，也与和他人的关系有关。

轮穴4

心轮。颜色：绿色。元素：空气。内分泌系统：胸腺。重要器官：心和肺。基本功能：心血管和呼吸。它关乎人的同情心和激情。

轮穴5

喉轮。颜色：蓝色。元素：天空。内分泌系统：甲状腺和副甲状腺，与咽喉有密切关系。基本功能：调节新陈代谢。它与同他人的直接交流有关，也与同自身进行沟通有关。

轮穴6

眉心轮，也称三眼轮或慧眼轮。颜色：靛青色。元素：天空。内分泌系统：视丘下部和脑垂体。重要器官：大脑。基本功能：认知。它与人的智慧和大脑意识有关。

轮穴7

顶轮。颜色：紫色。顶轮与高级意识有密切关系。元素：无。内分泌系统：脑部的松果体。重要器官：大脑。基本功能：涉及人的信仰、智慧和高级意识。

练习瑜伽时的呼吸注意事项

除非特别说明，始终用鼻子呼吸。每次呼吸都要缓慢地进行，而且要有一定的深度，吸气和呼气的时间也要一样。

第七章 体 式

瑜伽体式是指用舒适、稳固和轻松的方式，让身体做出各种姿势。这些姿势能给身体、大脑和精神带来很多益处。

在生理层面上，瑜伽体式能让身体感觉轻盈、健康、平衡、灵活和有力。

在情绪（或大脑）层面上，瑜伽体式能让大脑达到一种平静和清晰的状态。

在精神层面上，瑜伽体式能消除我们微妙的身体中不能在能量中心（轮穴）顺畅流通的障碍物。因为轮穴主要与内分泌系统和中枢神经系统有关，而练习瑜伽体式有利于平衡内分泌系统和中枢神经系统，所以练习瑜伽体式也对轮穴有益。此外，内分泌系统和中枢神经系统可以影响免疫系统，因此练习瑜伽体式也有助于改善免疫系统。

练习瑜伽体式的方式非常重要，不要紧皱眉头或者非常紧张，要采取温和的方式，面带微笑（微笑能缓解面部肌肉的紧张）。最重要的是，要享受瑜伽练习的过程，当然，练习者通常很快就能体验到这个练习带来的身心健康的感觉。

因为练习瑜伽体式有助于缓解身体和心理紧张，改善身体各个系统的功能，使我们体验到有活力和喜悦的感觉，所以瑜伽被看成是通往心灵的大门。

各种体式的难度

因为要考虑诸多因素，设计评估体式难度的方法实属不易。

请大家记住，对瑜伽难度的评估方法很多，本书提出的评估方法是从各种瑜伽派别中靠经验得来的。这个评估方法可以用于评估不同体式的难度。每个体式的难度从"☀"到"☀☀☀☀"不等。最简单、适合初学者的体式难度是"☀"，而高级体式的难度往往是"☀☀☀"或"☀☀☀☀"。难度的标准取决于这个体式所要求的柔韧性、力量、平衡感和协调性。

练习者会发现自己身体的一些部位比另一些部位要更加有力或更加灵活，所以能完成一些较高难度的体式；而另外一些身体部位却只能完成较简单的体式。

初学者注意事项

* 切记从难度为"☀"的体式开始练习，直到能轻松地保持这个体式建议的时间长度，在有信心进阶之后，再尝试难度在"☀☀"或以上的体式。练习瑜伽体式的数量也要遵循相同的原则。

* 起始难度为"☀☀"或以上的体式不适合初学者。练习者应该在自己更有经验以后再去尝试。一般来说，本书会建议先练习准备体式，以帮助身体在不久的将来可以练习这个体式。

* 不是只有完成高级体式才能从中获益。只有根据自己的实际能力，轻松地完成相应难度的体式，才能获益最大。

* 只要坚持练习，随着时间的推移，进步会越来越大，练习者最终可以完成难度较高的体式。

* 如果身体条件受限，如肌肉僵硬、关节不灵活或有旧伤，不能练习难度较高的体式，请不要觉得沮丧或自卑。确保自己在能力范围内获益，没有必要经受任何类型的身体痛苦。

* 仔细阅读所有说明，并理解透彻，在自己刚开始练一个新体式时最好请别人把详细说明念给你听，这样就不需要把注意力同时放在阅读说明和做动作上。

* 注意千万不要快速地转换体式，要缓慢小心地进入和退出一个体式。

体式的种类

本章包括经过西方国家改良和简化的体式，它们广泛地应用各个瑜伽课堂，成为向初学者介绍体式的方式，因为初学者不具备按照传统方式完成一个体式所要求的柔韧性。

本章共有五类体式：坐姿（包括坐姿前屈、坐姿后伸和脊柱扭转），站姿，平衡体式（包括站立平衡和靠手臂支撑的平衡），倒立体式、休息和放松体式。第八章专门介绍调息法。

坐姿前屈概要

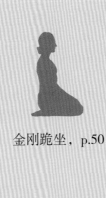

金刚跪坐，p.50

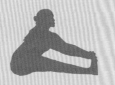

束角式，p.54

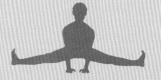

坐角式，p.60

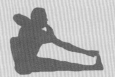

头碰膝前屈伸展式，p.56

射箭式，p.62

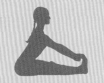

背部伸展式，p.58

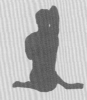

牛面式，p.52

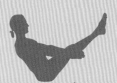

船式，p.64

一、坐姿前屈

前屈坐姿可以安抚整个神经系统，使大脑镇静下来。

对初学瑜伽的人来说，坐姿前屈要比站姿前屈容易完成，因为完成前屈站姿不仅需要一定的力量，而且需要具备一定的平衡能力。

一般来说，练好坐姿前屈可以为练习站姿前屈打下基础。因为坐姿前屈没有头低于心脏位置的体式，因此高血压或心脏病患者可以练习。

坐姿前屈可以对身体中的能源中心和重要器官产生影响，其中最受益的是骶轮。骶轮影响的器官有肾和肾上腺等，因此，练习坐姿前屈是平衡和改善这些器官功能的有效途径。

肾

肾有保持体液平衡的作用，如果身体中的液体含量过高，肾会把多余的水分输送到膀胱，通过小便排出体外。水分还会通过汗腺排出体外，通过哭泣排出体外，以及通过鼻黏膜排出体外。

肾上腺

肾上腺髓质主要分泌肾上腺素和去甲肾上腺素，肾上腺素和去甲肾上腺素与人类的求生欲望和恐惧感有关，能给人兴奋和精力充沛的感觉，让身体准备好随时抗争或逃跑。这样我们就能应对短期的危机，让它无法威胁到我们的生存或健康。

面对恐惧，是抗争还是逃跑

现代社会充满竞争和快节奏的生活方式给人们带来很多压力，大多数人花太多的时间沉浸在"抗争或逃跑"的情绪中，导致交感神经系统被激活。

人们发现越来越难放松自己，即使是在平静的状态下，大脑也很难做到清晰明了。身体的放松和平静有助于激活副交感神经系统，经常练习前屈坐姿有利于达到这种状态。

尽管恐惧经常被看成负面情绪，但却是生活中必不可少的组成部分。恐惧能保护我们不受伤害，或避免危险的行为。通过面对自己的恐惧心理，培养洞察力、智慧和勇气，我们可以不断地学习和成长。

只有在恐惧使我们逐渐衰退时，它们才是负面因素。例如，恐惧导致不必要的紧张在体内累积；恐惧让我们拒绝改变、探求和适应新环境。

开始之前

* 在垂直坐姿和前屈坐姿都是"☀"时，应先由垂直坐姿开始练习，逐渐过渡到前屈坐姿。
* 坐姿前屈可以在坐姿后伸和坐姿脊柱扭转之前或之后练习。

1.金刚跪坐

金刚跪坐有助于促进血液循环回流至头部，因此，练习金刚跪坐有助于大脑集中精神，为冥想做好准备。冥想时也可以采取金刚跪坐。

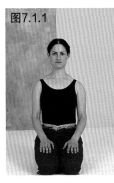 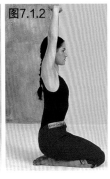 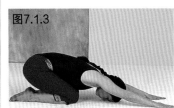

图7.1.1　图7.1.2　图7.1.3

进入大拜式

2.吸气。手臂从腰间向上伸展，举过头部，双手十指交扣，翻转掌心向上（图7.1.2）。

3.呼气。身体前屈，直至双手触摸地面。掌心向下，手指向前伸展。前额贴地，手臂、腰和胸部向前伸展（图7.1.3）。

垂直坐姿❈

1.双腿并拢跪下，脚趾指向身体后方，跪坐在脚跟上。两脚拇趾并拢，脚跟分开，脊柱由下向上垂直伸展到颈部。能清楚地感觉到脊柱到颈部的拉伸感非常重要。下巴放低，以便脊柱伸展，背部挺直。双手放在大腿上，掌心向下。头部中立位，眼睛看向正前方（图7.1.1）。

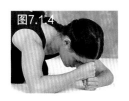

图7.1.4

高血压或心脏病患者在前屈时，可以把头部放在两个拳头或一个垫子上，这样头部和颈部就不会低于心脏了（图7.1.4）。

时长：可以长时间保持这个体式，按照自己身体的适应程度，可以保持30分钟或更长时间。

在练习垂直坐姿时，还可以进行颈部、眼睛、肩关节和手臂的练习，同时进行冥想。在进行图7.1.2所示体式之前，先完成4~8个呼吸。

益处

大拜式、英雄坐和青蛙式

* 限制腿部的血液循环，加强上半身的血液循环，滋养内脏。
* 辅助消化，减轻饱腹感，是少数几种能在饭后练习的体式。
* 消除胃肠胀气。
* 增加膝关节的柔韧性。
* 增强和伸展腿脚的肌肉和神经。
* 缓解坐骨神经痛。
* 缓解平足带来的不适，伸展脚背和踝关节的前部，促进脚弓和脚背的生长。

大拜式

* 伸展脊柱，减轻肌肉紧张。
* 可以轻柔地按摩腹腔脏器，帮助消化。
* 伸展腰背部，对肾和肾上腺有益。
* 促进神经系统平静下来。
* 促进脸部和头皮的血液循环，阻止皱纹的产生。

动态体式

* 加强和巩固背部和腹肌力量。
* 保持脊柱的柔韧性。

青蛙式

* 伸展大腿内侧。
* 增加髋关节柔韧性。

动态体式 ☀☀

1.从金刚跪坐开始,按照说明进入大拜式(图7.1.5,图7.1.6)。

2.呼气,弯曲脊柱,反向执行以上步骤。双臂靠近耳朵,直到回到垂直坐姿。保持双臂一直分开,手指向远方伸展(图7.1.7,图7.1.8)。

以下两个体式可以按照金刚跪坐和大拜式的说明完成,不过要改变腿的位置。

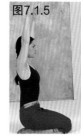
图7.1.5
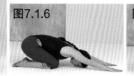
图7.1.6
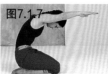
图7.1.7
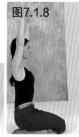
图7.1.8

时长: 流畅地重复3~8次,注意呼吸和动作协调。

扫码看视频

英雄坐 ☀☀

先像金刚跪坐那样放置双腿,然后大腿向内翻,臀部坐在两个脚跟之间的地面上。大腿的内侧紧贴地面,小腿放在大腿外侧(图7.1.9)。在进行英雄坐和大拜式时,把手放在脚底上,或像金刚跪坐那样放置双手。

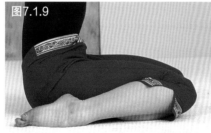
图7.1.9
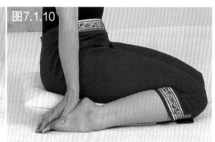
图7.1.10

降低难度

坐在垫子上,这样膝关节可以更加轻松地摆放(图7.1.10)。

青蛙式 ☀☀

1.先像金刚跪坐那样放置双腿,然后尽量分开膝关节,让两个踇趾接触(图7.1.11)。

2.增加难度:重量向前移,髋关节贴地,俯身趴下。双手体前叠放,头放在双手上面(图7.1.12)。

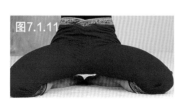
图7.1.11
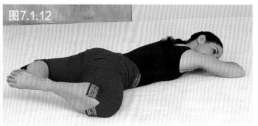
图7.1.12

注意事项

* 为避免膝关节扭伤,可在两膝之间放一个垫子;在臀部下面垫另一个垫子,可以减轻身体压在脚跟的重量。

* 静脉曲张患者,最好不要尝试这个体式,至少在进行这个动作时特别小心。
* 孕妇请在进行金刚跪坐时分开双腿。

2.牛面式

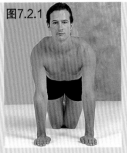
图7.2.1

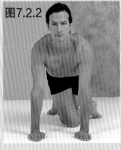
图7.2.2

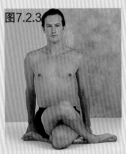
图7.2.3

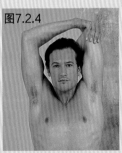
图7.2.4

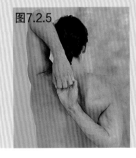
图7.2.5

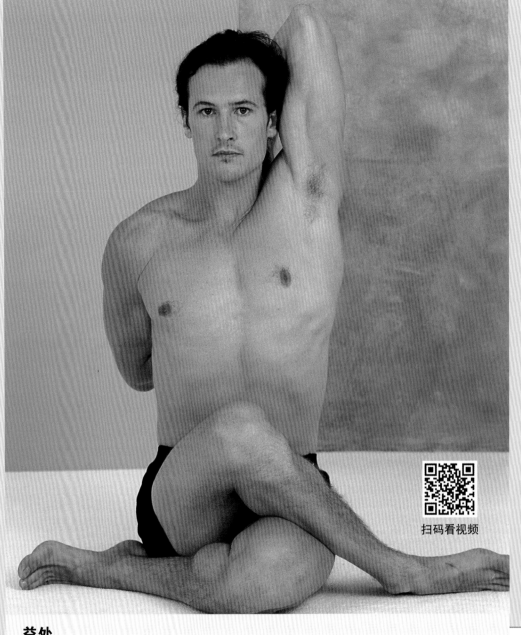

扫码看视频

益处

* 增加躯干和头部的血供。
* 唤醒大脑，使大脑和肩关节有轻松的感觉。
* 扩展胸部。
* 放松肩关节，增加其柔韧性。
* 拉伸大腿肌肉，增加膝关节柔韧性。
* 使人神清气爽，对垂体有益，主要作用于轮穴6（眉心轮）。

注意事项

* 注意练习全程通过拉伸脊柱保持躯干中立位和身体平衡。避免身体向一侧倾斜。
* 如果膝关节、肩关节、肘关节或手臂有问题或有损伤，只练习准备动作即可，即便如此，也要在身体承受范围内练习。
* 为了更好地完成这个练习，可以在臀部下放垫子。静脉曲张患者请使用双腿交叉的坐姿。

练习牛面式能给人头脑清晰的感觉。

牛面式 ☀☀

坐姿

1. 跪在地上，双手撑地（图7.2.1）。

2. 右腿放于左腿前，双腿交叉，两大腿相互接触（图7.2.2）。

3. 坐在两脚跟之间，双小腿和双脚分开。保持背部挺直。稍微把右大腿向内收，尽量让双脚靠近臀部，以收紧双腿（图7.2.3）。

时长： 保持这个体式2~8个呼吸。

回至起始体式时，缓慢地松开双手，反向执行这个体式的步骤。换另一侧重复这个动作，双腿交叉时左腿在前，抬起你的右臂。

手臂动作

4. 从下边的"准备动作"的"手臂练习"开始。右臂放下并在体后屈曲，右前臂和右手向上伸展。

5. 双手手指或手掌从背后相互扣住。确保手位于肩胛骨之间，和脊柱成一条直线。紧紧扣住双手，保持手和躯干中立位。眼睛看向前方。

准备动作 ☀

手臂练习

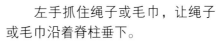
图7.2.6

抬起左臂，屈曲左肘，左手放在体后颈部以下，两肩胛骨之间。

右臂上举，屈曲右肘，右手抓住并向后向下推左肘，以帮助左臂更好地伸展。

把左肘关节推到脑后，保持头部垂直（图7.2.6）。

绳子或毛巾辅助

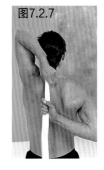
图7.2.7

左手抓住绳子或毛巾，让绳子或毛巾沿着脊柱垂下。

右手也抓住绳子或毛巾并借助绳子或毛巾向上走行，让两只手越靠越近（图7.2.7）。

保持这个体式3~6个呼吸，然后交换双手重复这个动作。

其他可选坐姿 ☀

坐在垫子上，慢慢习惯这个体式（图7.2.8）。
双腿并拢跪坐（图7.2.9）。
双腿交叉坐（图7.2.10）。

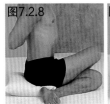
图7.2.8

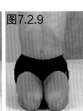
图7.2.9

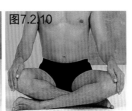
图7.2.10

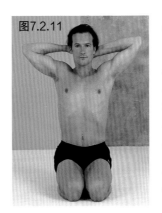
图7.2.11

反体式

金刚跪坐或者双腿交叉坐，双手放在头后，十指相扣，肘关节指向两侧。轻柔地把两臂向外拉，感觉胸部的拉伸，深呼吸，胸腔扩展（图7.2.11）。保持3~4个呼吸。

3.束角式

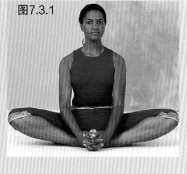

图7.3.1

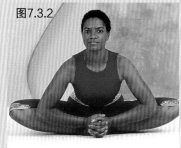

图7.3.2

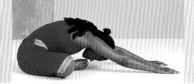

图7.3.3

扫码看视频

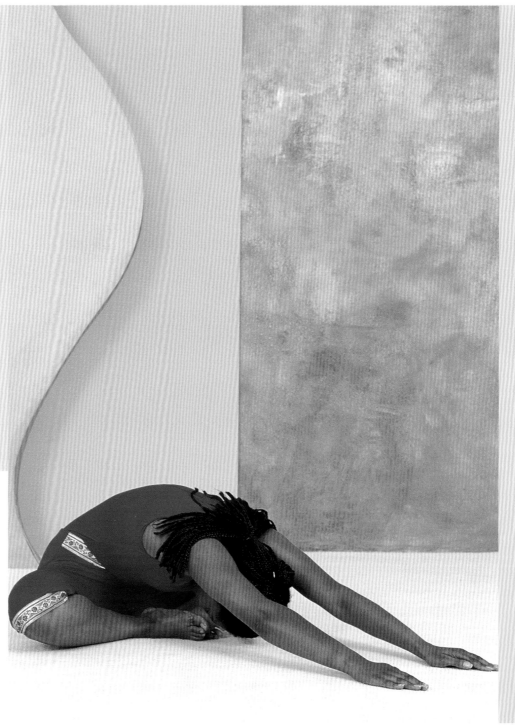

益处

* 增加髋关节的灵活性。
* 减轻骶骨和尾骨的压力。
* 缓解大腿、膝关节和踝关节的肌肉紧张。
* 调理泌尿生殖系统。

* 缓解经期前的紧张，减少经期问题。
* 让骨盆为生育做好准备。
* 滋养根轮。

束角式双腿的摆放状如蝴蝶翅膀。束角式因其双腿姿势同印度补鞋匠的工作姿势，也称为补鞋匠式。

垂直坐姿 ☀

坐直，膝关节在体前屈曲并向两侧打开。伸展脊柱。双脚掌并拢，脚跟尽量靠近身体。双膝关节向下压，靠近地面。双手抓住双脚，把脚跟朝向身体方向推。挺胸，打开肩关节（图7.3.1）。

前屈坐姿 ☀☀

吸气。向上延展脊柱和头部。呼气，从髋关节开始向前屈，把脊柱从下向上向前推，注意不要弓背。胸部扩展，向前微倾。双手抓住双脚或踝关节，尽量让它们靠近身体。在身体前屈时拉住它们。肘关节向两侧打开。把膝关节朝向地面

下压。头部与脊柱成一条直线；眼睛看向前面的地面，或者看着前方（图7.3.2）。

高阶体式 ☀☀☀

手臂向前伸展，手掌贴地，掌心向下，额头贴近地面，尽量伸展脊柱（图7.3.3）。

注意：如果背部有问题，不要练习高阶体式。

吸气，缓慢地回至起始体式，轻轻地放松手和腿。

时长： 保持6~8个呼吸，把注意力集中在髋关节及如何朝向地面下压膝关节。
注意： 为了让这个体式的作用得到充分发挥，可以轻轻地收缩会阴（盆底肌）。

准备动作：上下晃动膝关节

在垂直坐姿时，轻轻地上下晃动膝关节（图7.3.4，图7.3.5）。

上下晃动膝关节有助于为髋关节和大腿内侧完成难度更大的体式做准备。

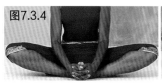
图7.3.4

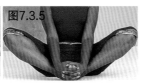
图7.3.5

墙壁辅助

如果觉得保持束角式很难，可以尝试墙壁辅助。

面朝墙壁，垂直坐姿，脚抵住墙壁。

双手撑在髋关节附近，抬高髋关节并朝向墙壁靠近。保持双手支撑。

把膝关节压向地面（图7.3.6）。

7.3.6

其他选择 ☀

如果无法保持背部挺直，可以坐在垫子上（图7.3.7）。

在垂直坐姿时，双手抓住踝关节（图7.3.8）。

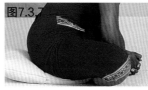
图7.3.7

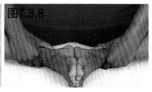
图7.3.8

注意事项

* 高血压和心脏病患者不要将身体完全俯到地面上（脊柱前屈45°即可）。

* 月经期不要收缩会阴（盆底肌）。

4.头碰膝前屈伸展式

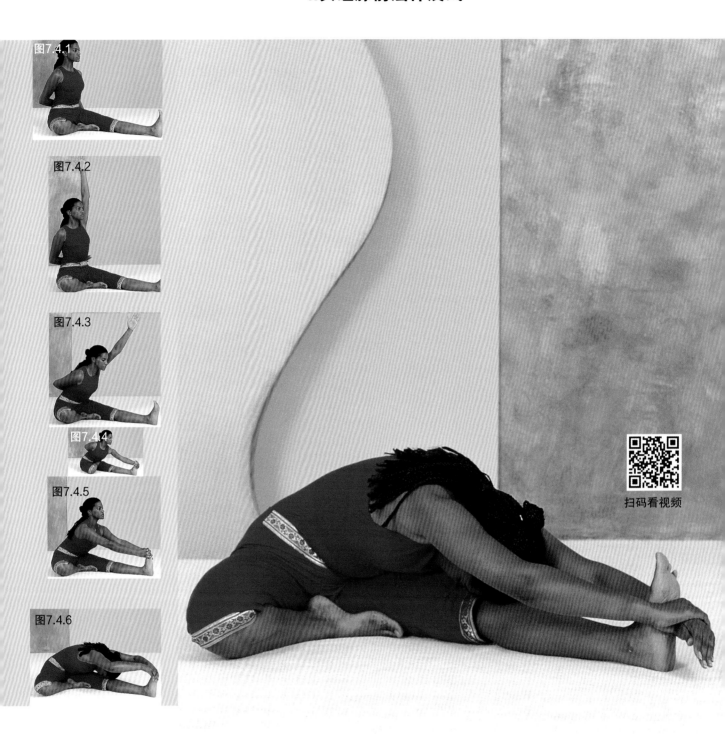

图7.4.1

图7.4.2

图7.4.3

图7.4.4

图7.4.5

图7.4.6

扫码看视频

益处

* 增加腘绳肌（位于大腿后部）和腓肠肌（位于小腿后部）的柔韧性。
* 伸展背部，改善背部肌肉力量，尤其是骶尾部。
* 对肾和肾上腺有益，有助于平静神经系统。

* 改善髋关节、膝关节和大腿的灵活性。
* 前屈能轻柔地挤压和按摩腹腔脏器，可以帮助消化和排泄。
* 不对称的体式有助于左右大脑平衡发展，同时使身体两侧都具备相同的柔韧性，加强整个身体的对称和平衡。

可以单独练习这个体式，也可以把它作为背部伸展式（p.58）的准备体式。需要注意的是，头碰膝前屈伸展式是不对称的体式，因此练习完必须接着完成一个对称体式，如背部伸展式或快乐婴儿式（p.135）。

起始体式☀

坐在瑜伽垫上，背部挺直，脊柱伸展。双臂放在身体两侧。

双腿并拢，向前伸展。勾脚，脚跟尽量向前蹬。

屈曲右腿，右膝关节向外打开，朝向地面下压。左腿保持不动。

右脚跟抵住左大腿内侧，尽量靠近大腿内侧根部（靠近腹股沟）。

不要旋转髋关节，髋关节朝向正前方。

弯曲右臂，放在体后腰背处。如果很难保持背部挺直，可以坐在垫子上。保持左臂放在身体左侧（图7.4.1）。

动态体式（可作为静态体式的准备动作）☀☀

吸气，把左臂尽力由前向上抬。最后放在耳朵旁边，手指指向上方（图7.4.2）。

呼气，从髋关节开始向前屈，保持背部伸直，左臂位于耳朵旁（图7.4.3）。前屈至如果不

弓背上半身就无法再向前屈时，放下手臂，抓住左脚或左踝关节（图7.4.4）。头、颈与脊柱保持在一条直线上。

吸气，左臂伸直上抬，放在耳朵旁边。身体坐直。

呼气，左臂放到身体左侧的地面上。

时长：重复3~6次。然后进入静态体式。

静态体式☀☀☀

右手前伸，同左手一起抓住左脚或左踝关节。尽可能地保持背部伸展（图7.4.5）。

眼睛看向踝关节或者前方。保持这个体式。

参照动态体式回至起始体式。

单腿交换伸展式：头贴膝关节的体式☀☀☀

把额头贴向膝关节，或者把下巴贴向胫骨，温和地使用你的手臂来帮助你完成向前屈的动作。尽量伸展脊柱（图7.4.6）。

时长：保持4~6个呼吸。

把注意力集中在保持髋关节打开、收腹及用胸部呼吸上。每次呼气时，轻松地稍微增加前屈幅度。换另一侧重复这个动作。

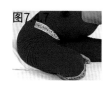

其他选择☀

如果很难保持背部挺直，可以在臀下垫一个垫子（图7.4.7）。

注意事项

* 如果你的背部有问题，请不要把头贴向膝关节。让脊柱保持伸直，头抬起来。

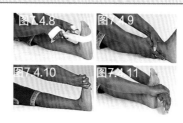

图7.4.8　图7.4.9

图7.4.10　图7.4.11

可选手部动作

用毛巾或绳子辅助（图7.4.8）。

手抓住小腿、踝关节或脚趾（图7.4.9，图7.4.10）。

右手抓住左手手腕，双手从脚掌套住脚（图7.4.11）。

5.背部伸展式

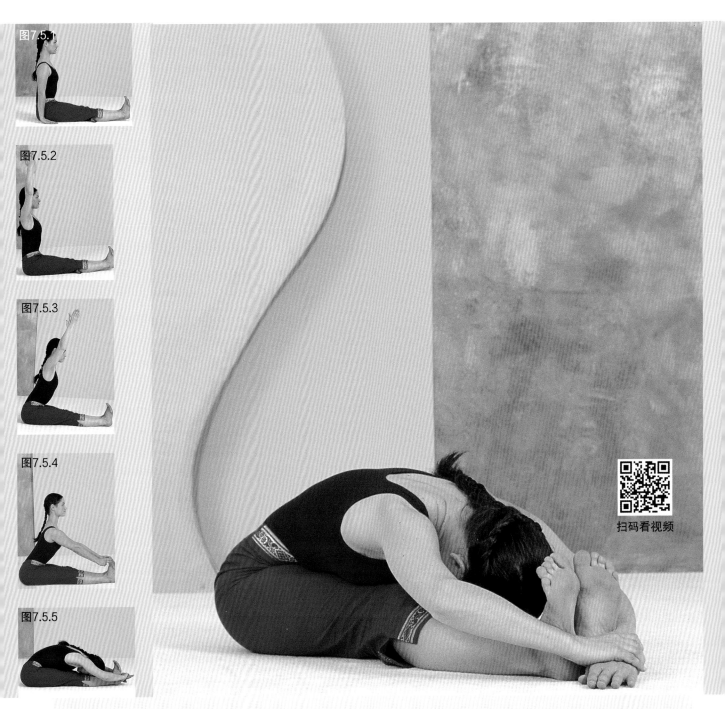

图7.5.1
图7.5.2
图7.5.3
图7.5.4
图7.5.5

扫码看视频

益处

* 伸展脊柱，改善日常站姿和坐姿，有助于保持脊柱特别是骶骨的健康。
* 放松腘绳肌。
* 增加脊柱的血液循环，滋养从脊柱发出的神经。
* 改善骨盆血供，对生殖系统有益。

* 影响肾上腺，使它安静下来，帮助它启动副交感神经系统。
* 温和地挤压和按摩腹腔脏器，改善这些器官的功能。
* 缓解便秘，帮助消化和排泄。
* 动态体式可以改善背部和腹部的肌肉力量。

背部伸展式也称为坐姿前屈式。

起始体式：手杖式☀

背部挺直，头、颈与脊柱成一条直线，眼睛看向前方。

双腿并拢，向前伸直，与躯干成直角。勾脚，脚跟尽量向前蹬。

肩关节放松。双臂放在身体两侧，手掌贴地。

收腹，肚脐向脊柱方向收，这样可以用胸式呼吸（图7.5.1）。

动态体式（可作为静态体式的准备动作）☀

从手杖式开始。吸气，双臂尽力由前向上抬直至手指指向上方，双臂放在耳朵旁边（图7.5.2）。

呼气，从髋关节开始前屈，手臂放在耳朵旁。头、颈与脊柱成一条直线（图7.5.3）。

前屈至脊柱挺直，上半身无法再向前屈曲时，放下双臂，抓住胫骨、脚或踝关节。眼睛看向踝关节或前方（图7.5.4）。

吸气，伸直双臂，回到坐直状态，双臂再次紧贴耳朵。

呼气，双手放到身体两侧的地面上，回到手杖式。

时长：重复3~6次。然后进入静态体式。

静态体式☀☀

由动态体式的前屈动作进入。保持脊柱伸展，双腿平行伸直。用胸式呼吸，吸气时胸腔前后扩展（图7.5.4）。

静态全背部伸展式☀☀☀

由静态体式进入，额头贴向膝关节或下巴贴向胫骨。用手拉紧脚或踝关节，帮助增加前屈的幅度。肘关节向外，避免扭伤肩关节。头、颈放松地放在双腿上或朝向双腿放（图7.5.5）。

时长：保持4~8个呼吸或16个呼吸。

把注意力集中在保持双腿伸直、收腹及伸展脊柱上。每次呼气时，轻松地稍微增加前屈幅度。应该有脊柱既伸直了又很放松的感觉。如果想回至起始体式，请参照动态体式的说明。

其他选择☀

如果很难保持后背挺直，可以在臀下垫一个垫子（图7.5.6）。

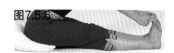
图7.5.6

可选手部动作

用毛巾或绳子辅助（图7.5.7）。

手抓住小腿、踝关节或脚趾（图7.5.8，图7.5.9）。

右手抓住左手手腕，双手从脚掌套住脚（图7.5.10）。

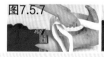
图7.5.7

图7.5.8

图7.5.9

图7.5.10

注意事项

* 如果背部或腿部肌肉很紧，或者背部有损伤，可以稍微屈曲膝关节，在前屈时保持背部挺直。逐渐伸直双腿。

* 如果背部有问题或者患有高血压，不要把头贴向膝关节。保持脊柱伸直，与腿成45°角。

* 孕妇需要分开双腿，让腹部在前屈时有足够的空间。

6.坐角式

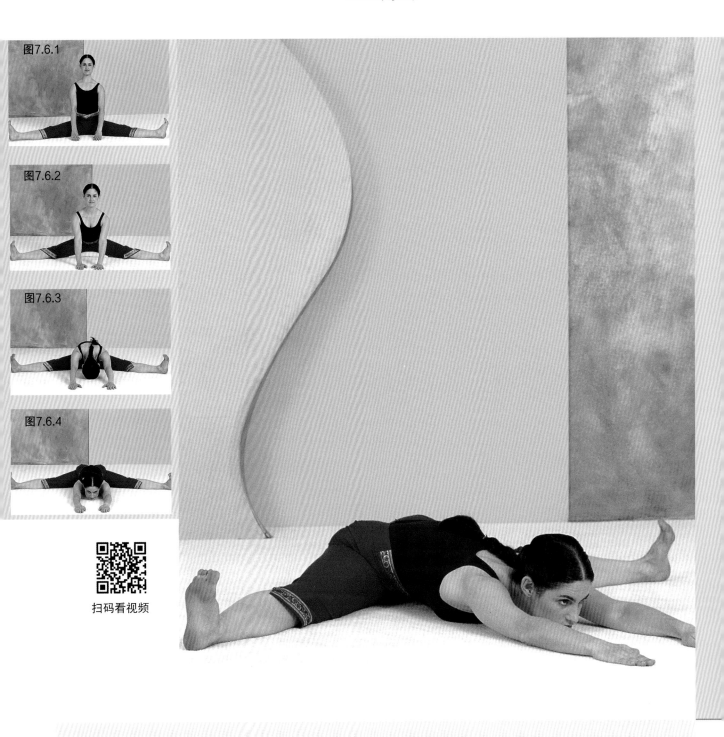

图7.6.1

图7.6.2

图7.6.3

图7.6.4

扫码看视频

益处

* 增加大腿内侧的柔韧性。
* 拉伸背部并加强背部肌肉力量。
* 增加髋关节灵活性。
* 对生殖器官有益。
* 扭曲体式可以拉伸侧腰。

注意事项

* 高血压或心脏病患者可以采取脊柱与双腿成45°角的体式，也可以在身体前屈时用肘关节支撑地面，这样可以保持头部在心脏以上。

坐角式是指双腿向身体两侧分开，躯干与双腿保持一定角度的坐姿。

初级体式 ✹

手杖式坐姿。然后尽量打开双腿，勾脚。手放在身体前方。吸气，向上延展脊柱（图7.6.1）。

呼气，从髋关节开始前屈，背部挺直，头、颈与脊柱成一条直线。眼睛随头移动向下看。在身体前屈的过程中，手也跟着向前推（图7.6.2）。

注意：体重均匀地分布于两侧臀部。

时长：保持4~16个呼吸。

把注意力集中在伸展大腿内侧和伸直双腿、脚跟向前蹬上。同时注意保持大腿内侧向外旋转，以使脚尖朝上。反向执行这个体式的步骤可以回至起始体式。

高阶体式 ✹✹✹

由初级体式进入，手继续向前推，以使头部和胸部离地面更近。最终使肘关节或头顶，或者胸部和下巴贴地（图7.6.3，图7.6.4）。

动态体式 ✹✹

从手杖式开始，双腿分开（图7.6.5）。

吸气，双臂从耳朵两侧向上伸展，从腰部开始向右侧扭转上半身，面向右腿（图7.6.6）。

呼气，身体向右腿的方向前屈，保持背部挺直，双臂在耳朵两旁。不弯曲脊柱的情况下无法再向前屈时，双手抓住并轻拉右踝关节或右脚，帮助更好地完成这个体式（肘关节向外，以免扭伤肩关节）（图7.6.7）。

左腿伸直，重量放于两侧臀部。保持3~6个呼吸。

吸气，身体回到中立位，双臂同时上抬，放在耳朵两侧，在整个动作过程中保持背部挺直（图7.6.8）。

上半身向左扭转（图7.6.9）。

呼气，向左前屈（图7.6.10）。

吸气，回到中立位背部挺直的体式。

时长：重复3~6次。

结束动态体式后，练习初级体式（身体从中间向前屈），使之成为恢复身体对称的反体式。

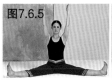
图7.6.5

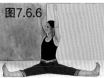
图7.6.6

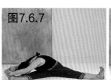
图7.6.7

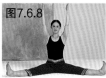
图7.6.8

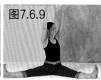
图7.6.9

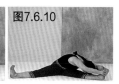
图7.6.10

可选高阶体式

肘关节着地（图7.6.11）。

头顶着地（图7.6.12）。

头转向一侧，脸贴地，双臂向两侧伸展，双手抓住蹞趾（图7.6.13）。

其他选择 ✹

如果很难保持背部挺直，可在臀下垫一个垫子（图7.6.14）。

如果大腿内侧或背部肌肉紧张，可以稍微屈曲膝关节。然后逐渐伸直双腿（图7.6.15）。

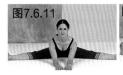
图7.6.11

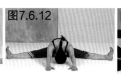
图7.6.12

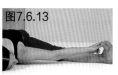
图7.6.13

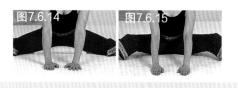
图7.6.14　图7.6.15

7.射箭式

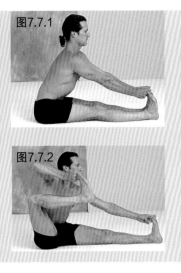
图7.7.1

图7.7.2

扫码看视频

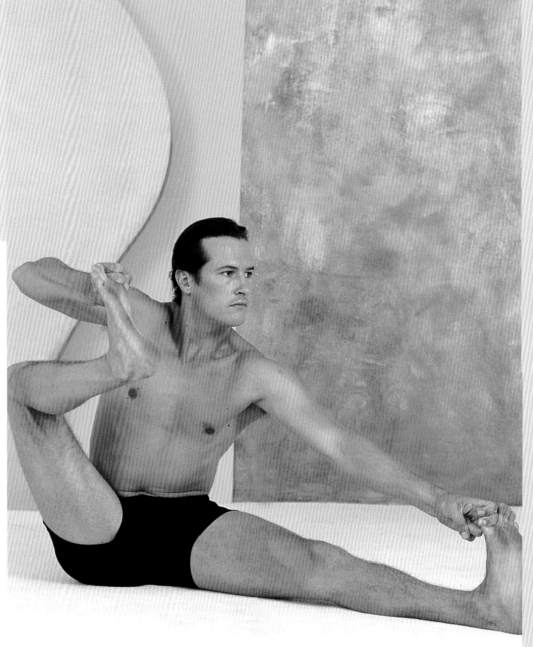

益处

* 增加双腿和双髋的柔韧性。
* 拉伸脚、踝关节、手臂和手掌，并加强这些部位的肌肉力量。
* 使大脑的注意力更加集中。
* 拉伸背部并加强背部肌肉力量。
* 缓解腿部风湿和坐骨神经痛。
* 挤压腹部，促进消化和排泄。

注意事项

* 在练习射箭式时，不要转动头部。
* 如果脊柱有损伤或有问题，不要练习这个体式。

射箭式是一只手抓住一只脚放在耳朵旁，另一只手抓住伸直腿的脚的体式。放在耳朵旁边的脚就像蓄势待发的箭，伸直的手臂和腿就像是弓臂；眼睛盯住前方，仿佛正在瞄准一个目标。在练习射箭式之前，请先练好背部伸展式和坐角式。

射箭式 ✸✸✸

从手杖式开始，身体向前伸展，背部挺直，双手分别抓住两只脚的踇趾（左手抓左脚踇趾，右手抓右脚踇趾）。

头、颈与脊柱成一条直线，眼睛看向身体前方。

吸气，伸展脊柱（图7.7.1）。

呼气，抬起右腿，向外侧屈曲膝关节。尽量

让右脚靠近耳朵，抬起右肘关节。身体躯干转向右侧。注意挺胸抬头，看向前方（仿佛正在瞄准你前方的目标）。左腿伸直，勾左脚，左手抓住左脚踇趾。

让体重均匀地分布在臀部两侧（图7.7.2）。

当身体两侧都完成这个动作后，练习对称的身体前屈，或者束角式前屈坐姿（p.55），并保持4~6个呼吸，以恢复身体的对称。

时长： 保持2~6个呼吸。

把注意力集中在双向拉扯手和脚上。吸气，反向进行这个体式的步骤可以回至前屈抓住踇趾的体式。保持2~3个呼吸，然后换左腿重复同样的动作，左右两侧要保持相同的时间。重复2~3次，并在第二次或第三次重复时进入高阶体式。

准备动作：左右摇晃双腿 ✸✸

从舒适的、双腿交叉的坐姿开始，背部挺直，右腿放在左腿上。双手把右腿举到胸口的位置，膝关节指向外侧。把右脚放在左肘的弯曲处，右膝关节放在右肘的弯曲处，手臂在小腿外侧抱住小腿。两手叠放，尽量让腿靠近胸部，就像抱着一个婴儿一样（图7.7.3）。

左右轻轻摇晃右腿，保持2~6个呼吸。尽量保持背部挺直（图7.7.4）。

呼气，回到起始体式。休息1~2个呼吸，然后换另一侧重复同样的动作。

两侧都练习完之后，如果想恢复身体对称，让两个脚底相互接触，身体前屈（如p.55卧束角式前屈坐姿一样）。

准备动作：抬腿 ✸✸

仰卧在垫子上，双腿并拢向前伸直，勾脚，双臂放在身体两侧。

屈曲左腿，左手抓住左脚脚背。慢慢让左膝关节靠近左腋（图7.7.5）。左小腿向上伸，脚底朝上，小腿和脚底垂直（图7.7.6）。右腿伸直，右臀着地（图7.7.7）。

保持3~6个呼吸，换右腿重复同样的动作。

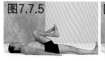
图7.7.5

图7.7.6

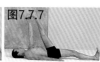
图7.7.7

高阶体式 ✸✸✸✸

从射箭式开始，把右腿向上抬，注意腿要伸直（图7.7.8）。

如果想回至起始体式，在吸气时，反向进行这个体式的步骤，然后换另一条腿重复同样的动作。

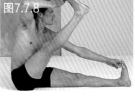
图7.7.8

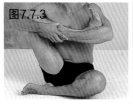
图7.7.3

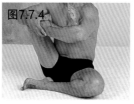
图7.7.4

8.船式

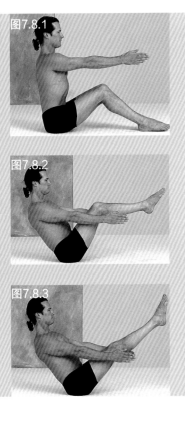

图7.8.1

图7.8.2

图7.8.3

扫码看视频

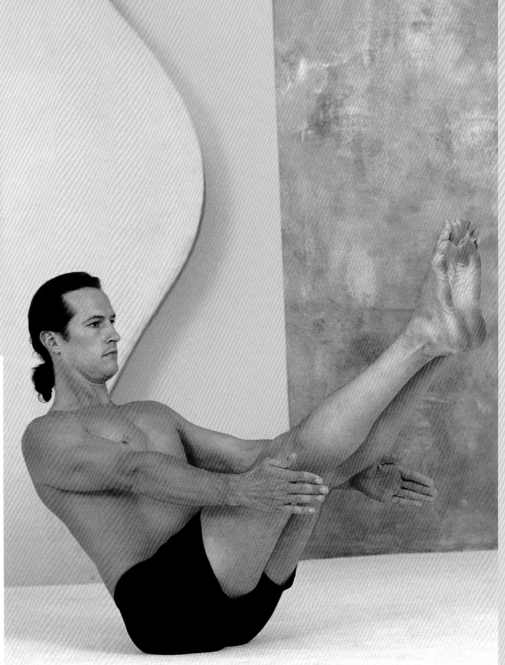

益处

* 加强腹部、腿部和背部的肌肉力量。
* 改善平衡能力。
* 改善肠胃功能。
* 使双腿和髋关节变得灵活。

注意事项

* 注意在保持平衡时不要屏住呼吸。
* 如果练习这个体式肌肉非常紧张，可以缩短保持平衡的时间，重复练习2~3次。可以在动作与动作之间休息几个呼吸。

船式是指状如船的平衡体式，练习者身体呈"V"形，主要通过臀部来保持平衡。练习船式要有强壮的背部和腹肌。"V"形打得很开，躯干和双腿离地面较近的体式称为半船式。

船式 ☀

双腿并拢坐直，膝关节屈曲，脚底贴地。双臂掌心相对，平行于地面，向前伸直（图7.8.1）。

后仰，双腿从地面上抬起，背部挺直，脊柱由下向上延展。头、颈与脊柱保持在一条直线上（图7.8.2）。

根据自身情况保持这个体式，或进入完整的船式。

伸直双腿，脚尖绷直，身体呈"V"形（图7.8.3）。

时长： 保持3~8个呼吸。把注意力集中在保持脊柱和双腿伸直，以及手臂前伸上。

半船式 ☀ ☀

从手杖式开始。双手放在脑后，十指紧扣，肘关节指向两侧（图7.8.4）。

呼气，向后仰，让背部靠近地面，双腿伸直，稍微抬离地面（图7.8.5）。

眼睛看脚，保持平衡。

回到手杖式，然后练习摊尸式（p.134），休息几个呼吸。重复练习2~3次，以加强背部和腹肌力量。

倒鸵鸟式 ☀ ☀ ☀

从船式开始。双手抓住双脚蹈趾，慢慢地把你的腿朝向脸的方向拉。双腿并拢伸直，保持背部挺直（图7.8.6）。

双腿分开 ☀ ☀ ☀

从倒鸵鸟式开始，在手的帮助下，向两侧打开双腿。胸部和背部向前推，帮助找到平衡（图7.8.7）。也可以从束角式（p.54）开始，双手抓住双脚蹈趾，一次伸直一条腿，一边伸直腿一边向后倾斜。

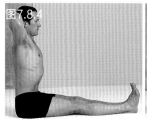

图7.8.4

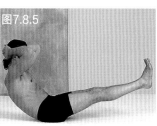

图7.8.5

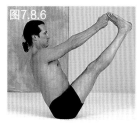

图7.8.6

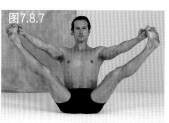

图7.8.7

坐姿后伸概要

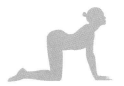

猫伸展式，p.68

骆驼式，p.70

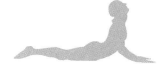

眼镜蛇式，p.72

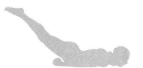

蝗虫式，p.74

弓式，p.76

鱼式，p.78

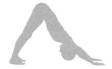

下犬式，p.80

轮式，p.82

二、坐姿后伸

坐姿前屈需要身体具备一定的柔韧性，而坐姿后伸则需要身体有一定的力量。练习坐姿后伸可以加强肌肉力量，特别是背部、腿部和臀部的肌肉力量。如果感觉自己不具备练习坐姿后伸的力量，可以先练习难度为"☀"的站姿，如战士一式（p.100）。

脊柱和神经系统

坐姿后伸能增加脊柱的柔韧性，保持脊柱的柔韧性，帮助改善体姿。练习坐姿后伸还能通过增加脊柱和从脊神经的血液供应，使神经系统受益。

消化和呼吸系统

坐姿后伸能拉伸腹部，加强腹肌力量和改善消化器官功能，帮助消化。

坐姿后伸还能帮助打开胸腔，增加肩关节的柔韧性。这有利于深呼吸，使呼吸系统受益。在身体保持后伸时，大脑也会被动地进入平静状态。

胰腺和脾

坐姿后伸对轮穴也有影响。例如，每当脖子伸直或下巴抬起时，位于喉咙的喉轮就会受到影响。

在背部完全后伸的体式，所有轮穴都会受到影响。与腹腔神经丛关系密切的脐轮是受影响最大也是获益最多的轮穴。

脐轮与胰腺有关。胰腺对胃、肝脏和脾都有影响。从能量的角度来看，这些器官相互关联、相互影响、相互支持。

胰腺通过产生胰岛素来调节血糖浓度，如果胰岛素的分泌减少了，很容易导致糖尿病，而且肌肉也不再有能力有效利用葡萄糖。脾是人体最大的淋巴器官，具有储血、造血、清除衰老红细胞和进行免疫应答的功能。

开始之前

* 千万不要在进行坐姿后伸之前或之后，马上练习脊柱扭转式，这对脊柱很危险。

* 如果练习完后伸坐姿之后，不进行前屈坐姿的练习，可能会觉得不舒服。

* 确保先热身再练习后伸坐姿，热身练习一定要包括背部和肩关节的热身。

* 如果脊柱有损伤或者腰背部有问题，可以通过收紧臀部肌肉，增加背部上部和中部的柔韧性，来支持后伸坐姿。小心谨慎地练习坐姿后伸有利于背部更加强壮。

9.猫伸展式

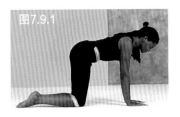

图7.9.1

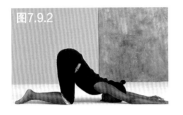

图7.9.2

扫码看视频

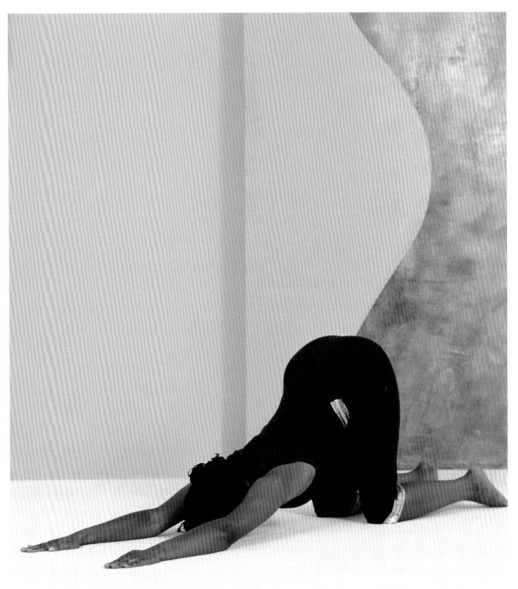

益处

* 放松脊柱，特别是脊柱下部。
* 缓解背部疼痛和疲劳。
* 全猫伸展式可以放松腰背部，改善腰背部的脊柱力线。
* 改善脊柱和脊神经的血液供应。
* 打开胸腔。
* 对哮喘和呼吸系统疾病有帮助。
* 拉伸腹部和背部肌肉并加强这些部位肌肉力量，按摩腹腔脏器。
* 增加脊柱的灵活性。
* 改善便秘问题。
* 对糖尿病患者有益。
* 对孕妇有益。

注意事项

* 保持肩关节下压，脖子前伸。
* 如果脖子有损伤或者有问题，请小心脖子，而且在凹凸脊柱时尽量减少脖子的活动。

猫伸展式很像猫伸懒腰的动作。猫伸展式是一种温和有效的热身方式，并能够伸展背部和腹肌。猫伸展式是很好的脊柱热身动作，可以为后仰坐姿做好准备。

猫伸展式 ☀☀

身体呈四脚板凳式（图7.9.1）。
双手向前推，直到额头贴地为止。保持髋关节抬起，以保持大腿与地面垂直。胸部、手臂和手指向前伸展（图7.9.2）。

时长：保持3~8个呼吸。

因为猫伸展式是一个很舒适的体式，可以很好地放松腰背部，缓解腰背部的压力，所以保持时长也可以根据自己的意愿而定。可以向后坐在脚跟上回至起始体式，然后进入婴儿式（p.135）并保持几个呼吸，进行放松。

准备动作：猫式 ☀

从四脚板凳式开始，膝关节位于髋关节正下方，腕关节位于肩关节正下方，手指朝前，头、颈与脊柱成一条直线，眼睛看向手掌之间的地面（图7.9.3）。

吸气，脊柱下凹，让肚脐更加靠近地面，胸部扩展，背部形成向下的弧线，头和下巴抬起，让脖子前侧尽量得到伸展。抬起尾骨，增加腰背部的弧度。肩关节下压，伸展脖子（图7.9.4）。

呼气，拱起背部，从肚脐开始移动，让下巴向胸部靠拢（图7.9.5）。

重复3~6次上述动作，注意呼吸和动作的协调。猫式通过后仰和前屈的动作可以活动背部和腹肌。

为了让这个体式发挥更大的作用，可以收缩盆底肌（月经期除外）。

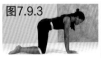 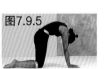

虎式 ☀☀

从四脚板凳式开始。
吸气，脊柱下凹，同时笔直地向后抬起右腿。可以勾脚也可以绷脚（图7.9.6）。

呼气，拱起背部，同时向前屈曲右腿，让右膝关节贴近额头（图7.9.7）。

重复几次，然后回到四脚板凳式。换左腿重复同样的动作。可以在保持身体后仰的体式3~6个呼吸后再拱起脊柱或回到四脚板凳式。

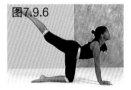 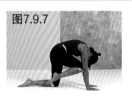

扫码看视频

猫伸展加强式 ☀☀☀

从猫伸展式进入，身体继续向前伸展，直到下巴和胸部都贴地为止（图7.9.8）。

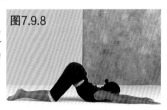

虎式伸展 ☀☀☀

吸气，抬起右腿，左臂前伸（图7.9.9）。
呼气，同时屈曲左肘关节和右膝关节，左肘关节应朝向右膝关节屈曲（图7.9.10）。

也可以同时练习同侧的腿和手臂，在呼气时把肘关节朝向身体一侧屈曲。

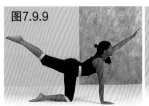 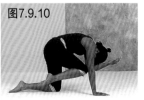

扫码看视频

10.骆驼式

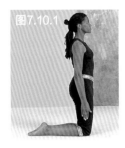
图7.10.1

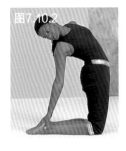
图7.10.2

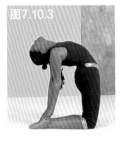
图7.10.3

扫码看视频

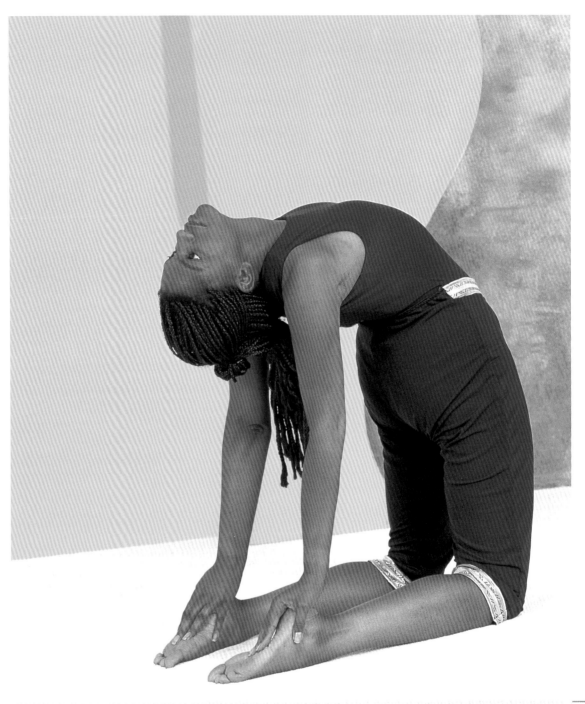

益处

* 增加脊柱和肩关节的灵活性。
* 增加脊柱的柔韧性。
* 改善脊柱和脊神经的血液供应，使它们重新充满活力。
* 改善体姿。
* 伸展腹部，帮助减肥。

* 扩胸，帮助解决驼背和含胸问题。
* 打开咽喉区域，放松颈部。
* 对哮喘、支气管炎和其他呼吸道问题有帮助。
* 对孕妇有益，但在练习时要小心。

骆驼式的梵文是"Ustrasana"。"Ustra"的意思是"骆驼"和"在有需要的时候输出相关知识"。后者意思与骆驼有一定联系：骆驼可以通过在身体中储存水分而在沙漠中生存下来。同样地，我们把知识储存在大脑里，就可以滋养我们的心灵。所以骆驼式可以使大脑充满活力。

半骆驼式 ✹✹

双膝跪在地上，双腿并拢，双脚指向身体后方（图7.10.1）。

吸气，身体向后仰，把右手放在右脚跟上，左手放在身体一侧（图7.10.2）。保持这个体式3~4个呼吸。呼气，回到起始体式，身体另一侧重复同样的动作，或者进入骆驼式。

时长：保持3~8个呼吸。然后回到半骆驼式。

骆驼式 ✹✹✹

由半骆驼式进入，双手分别放在两个脚跟上。尽量向后转动肩关节使胸部打开更多（图7.10.3）。

头部放松后垂，以更好地拉伸脖子前侧。

从骆驼式回至起始体式

先从骆驼式回到半骆驼式，让头部和上半身转向身体一侧，然后慢慢地转向前，挺直背部，回到起始体式（图7.10.4~7.10.8）。

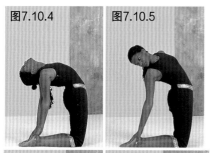

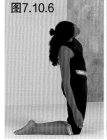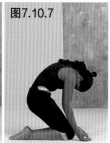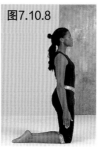

准备体式 ✹

双膝跪在地上，背部挺直，双腿并拢或稍微分开。双手扶髋，肘关节朝后，以利于打开胸腔（图7.10.9）。

吸气，向后弯曲上背部，同时向前推髋，保持大腿垂直于地面，仰头和上抬下巴，拉伸脖子前侧（图7.10.10）。

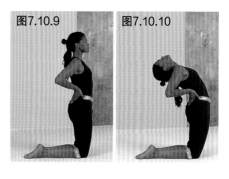

呼气，收腹，回到起始体式。

重复3~6次，给脊柱热身，加强腹肌力量。在整个过程中保持脖子伸直，肩关节下压。

注意事项

* 如果脊柱有损伤或者颈部有问题，在整个过程中保持脖子伸直，避免脖子后弯。

11.眼镜蛇式

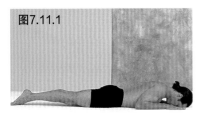

图7.11.1

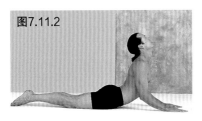

图7.11.2

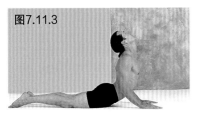

图7.11.3

扫码看视频

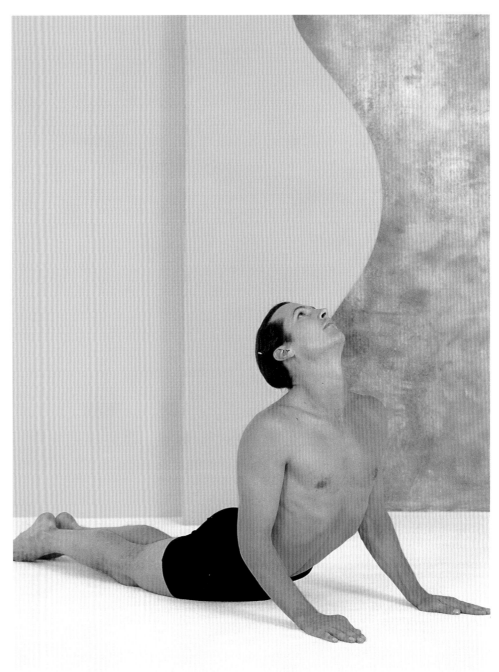

益处

* 增加背部肌肉力量。
* 增加脊柱的灵活性和柔韧性，特别是脊柱上部和中部。
* 改善脊柱和背神经的血液供应。
* 拉伸脖子和肩关节，增加这些部位的肌肉力量。

* 扩胸，放松喉部。
* 增加腹肌力量，按摩腹腔器官。
* 帮助消化，缓解肠胃气胀。
* 改善肾和肾上腺的功能。
* 增加骨盆的血液供应，对盆腔器官有益（如果接着练习蝗虫式，p.74，会特别有益）。

眼镜蛇式是模仿眼镜蛇的体式。

准备体式 ☀

　　俯卧，额头贴地，双腿并拢，脚尖绷直。双肘屈曲，小臂和双手平放在地面上（图7.11.1）。

　　吸气，收紧臀部肌肉以支持背部，然后抬头，肩关节和胸部离开地面，腹部和髋关节保持在地面上（图7.11.2）。这个动作靠腰来完成，头部向前向上伸，脖子前侧会得到很好的伸展，脊柱得到拉伸。

　　使用背部和腹肌的力量向后仰，使用双臂支撑身体。双手轻轻下压，帮助保持这个体式。在整个过程中，保持肘关节在身体两侧屈曲，前臂稍微抬离地面，肩关节下压，脖子拉长。

　　呼气，上半身回到地面上，回到起始体式。

　　重复3~6次，注意呼吸和动作的配合。练习准备体式有助于增加上背部力量和柔韧性，并为眼镜蛇式做好准备。

眼镜蛇式 ☀☀

　　从准备体式进入，吸气，保持准备体式。如果有可能，身体继续后仰，双手慢慢移到离髋关节更近的位置，肘关节依然稍微屈曲，头、下巴和脖子向后向上伸展。眼睛看向上方（图7.11.3）。

准备体式时长：在吸气后，保持当时的体式3~8个呼吸，甚至16个呼吸。

眼睛向上或向前看。在呼气并回到起始体式时，可以把手臂垫在头下面，放松几个呼吸。

保持准备体式 ☀

　　保持准备体式，肘关节和前臂放在地面上。肘关节放在肩关节正下方（图7.11.4）。

高阶体式 ☀☀☀

　　高阶体式增加了腿部动作和后仰的幅度。头和躯干尽量向后仰，膝关节屈曲，小腿向上伸展，双脚朝头的方向伸展（图7.11.5）。

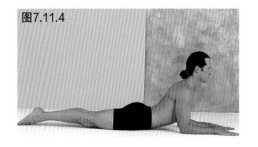

图7.11.4

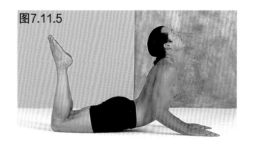

图7.11.5

注意事项

* 如果脖子有损伤，在整个过程中保持脖子伸直，不要向上看。
* 如果腰背部有损伤或有问题，在进行后仰动作时，收紧臀部肌肉。
* 手臂不要用力下压，将注意力集中在脊柱的柔韧程度上。
* 不要耸肩或缩脖子。
* 孕妇不可以练习这个体式。

12.蝗虫式

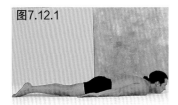

图7.12.1

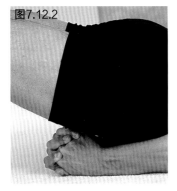

图7.12.2

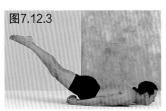

图7.12.3

扫码看视频

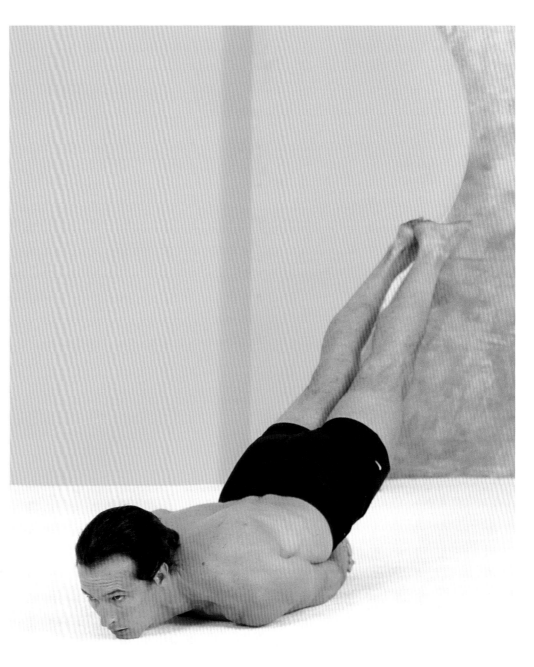

益处

* 经常练习蝗虫式可以加强腰背部肌肉力量，缓解腰背部疼痛。
* 增加上背部柔韧性。
* 调理和拉伸腹部和腹腔神经丛，放松腹部，对肝、肾和胰腺有益。
* 促进消化，缓解消化紊乱问题。

* 对神经系统有益。
* 拉伸腿部肌肉，增加腿部肌肉力量。
* 加强手臂和肩关节肌肉力量。
* 增加头、颈血液循环，滋养面部肌肉、大脑和咽喉部。
* 对膀胱和前列腺有益。

蝗虫式是模仿蝗虫的体式。

蝗虫式 ❋❋❋

俯卧，下巴舒适地放在地面上（图7.12.1）。

吸气，抬起臀部，肘关节伸直，双手在髋下互握（图7.12.2）。

呼气，收腹，尽量向上抬起双腿，双腿抬离地面越远越好。感觉到身体的重量向上移动到下巴的位置，通过双臂下压来保持这个体式。在整个过程中，保持双脚并拢，双腿伸直（图7.12.3）。

时长：保持3~8个呼吸。把注意力集中在腹腔神经丛和收腹上。

可选手部动作

双手放在身体两侧，掌心向上（图7.12.4）。

双手握拳，放在大腿下（图7.12.5）。

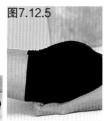
图7.12.5

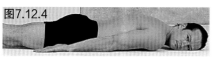
图7.12.4

准备体式：半蝗虫式 ❋

俯卧，双手交叉，额头或一侧脸放在手上。双腿和双脚并拢伸直（图7.12.6）。

呼气，右腿、右脚伸直上抬，保持两侧髋关节都在地面上（图7.12.7）。吸气，右腿回到地面上。换左腿重复同样的动作。有控制地交替练习右腿和左腿3~6次。然后，在腿抬起来后保持2~3个呼吸，每条腿重复1~3次。这个练习可以帮助建立蝗虫式所需要的力量。

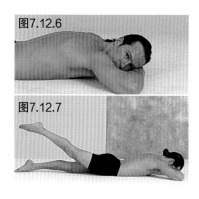
图7.12.6

图7.12.7

中阶准备体式 ❋❋

俯卧，同半蝗虫式（图7.12.8）。

呼气，同时抬起双腿。吸气，双腿放回地面（图7.12.9）。

重复3~6次。

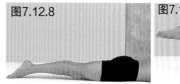
图7.12.8

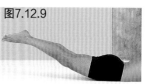
图7.12.9

双腿弯曲的静态体式 ❋❋❋

由蝗虫式进入，膝关节屈曲90°。保持双腿、双脚并拢（图7.12.10）。

这个静态体式会对背部问题特别有帮助。

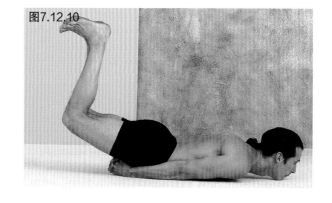
图7.12.10

注意事项

* 双腿上抬时要缓慢且有控制地进行，不要用力过猛。
* 注意保持双腿高度相同。

* 不要屏住呼吸，注意保护背部，避免扭伤。
* 对这个体式要有耐心；随着时间的推移和锻炼的增加，腿会越抬越高。
* 孕妇不可以练习这个体式。

13.弓式

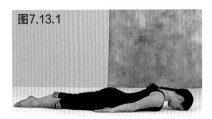

图7.13.1

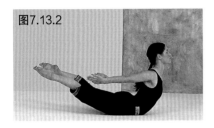

图7.13.2

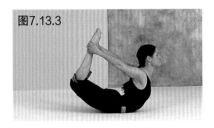

图7.13.3

扫码看视频

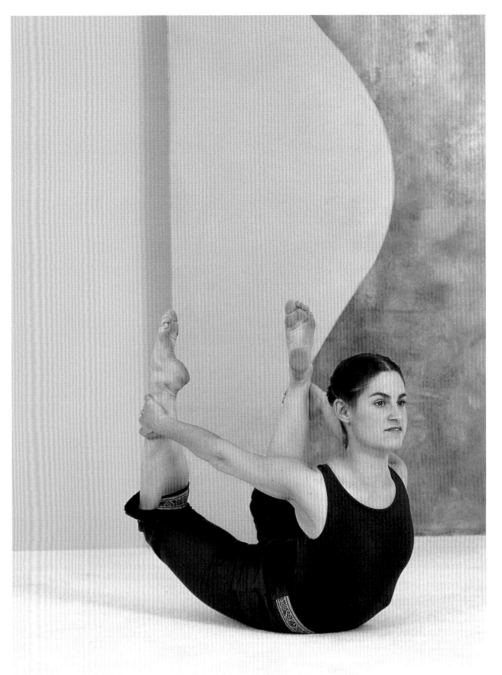

益处

* 增加脊柱的柔韧性。
* 帮助矫正异常脊柱弯曲。
* 对呼吸系统有益，对哮喘之类的疾病有帮助。
* 拉伸、按摩腹肌，增强腹肌力量，减少脂肪在腹部的聚集。

* 扩胸。
* 改善腹腔脏器的血液循环，使它们更健康。
* 促进消化。
* 增强肾和肾上腺的功能。
* 平静神经系统。

腰背部具备一定的力量和柔韧性才可以练习弓式，因此请先练习眼镜蛇式（p.72）和蝗虫式（p.74），以为练习弓式做好准备。

准备体式：动态体式☀☀

俯卧，额头贴地，双臂笔直地放在身体两侧，掌心向上。双腿并拢，脚尖绷直（图7.13.1）。

吸气，双臂向后向上伸展，抬离地面，同时抬起胸部、肩关节和双腿。身体的重量位于腹部和髋关节。肩关节下压，脖子伸直，眼睛看向前方（图7.13.2）。呼气，放松并回到起始体式。

准备体式时长：保持3~8个呼吸。

把注意力集中在拉伸身体的前面上。呼气，放松并回到起始体式——俯卧，额头贴地或者头转向一侧。保持这个放松体式几个呼吸的时间。

重复3~6次，帮助蓄积完成完整体式所需的力量。

弓式☀☀☀

由准备体式进入。吸气，双腿屈曲向上，双手抓住双脚或踝关节（图7.13.3）。

准备体式：半弓式☀☀

俯卧，肘关节位于肩关节下方，掌心贴地。上半身的重量位于肘关节（图7.13.4）。

吸气，右膝屈曲，右臂向后伸展，右手抓住右踝关节（图7.13.5）。

右膝抬离地面（图7.13.6）。保持3~6个呼吸，让身体准备好练习弓式。

可选手臂动作

双肘关节屈曲，双手放在额头下（图7.13.7）。
双臂从耳朵旁侧向前伸展（图7.13.8）。

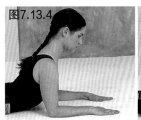
图7.13.4

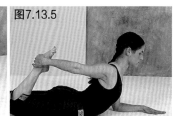
图7.13.5

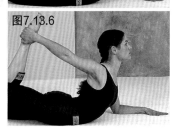
图7.13.6

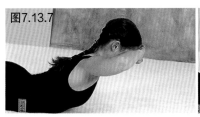
图7.13.7

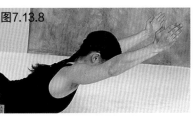
图7.13.8

注意事项

* 只有在能够熟练地练习眼镜蛇式和蝗虫式的情况下，才可以尝试弓式。
* 如果脊柱有损伤，也许只能练习简单的动作。
* 脚跟离臀部越远越好。
* 如果脖子有损伤或有问题，保持头部前伸和眼睛看向前方。
* 在练习时，要保护自己，避免扭伤。

14.鱼式

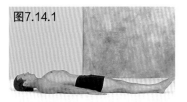

图7.14.1

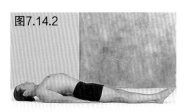

图7.14.2

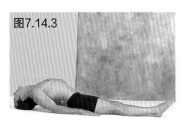

图7.14.3

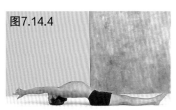

图7.14.4

扫码看视频

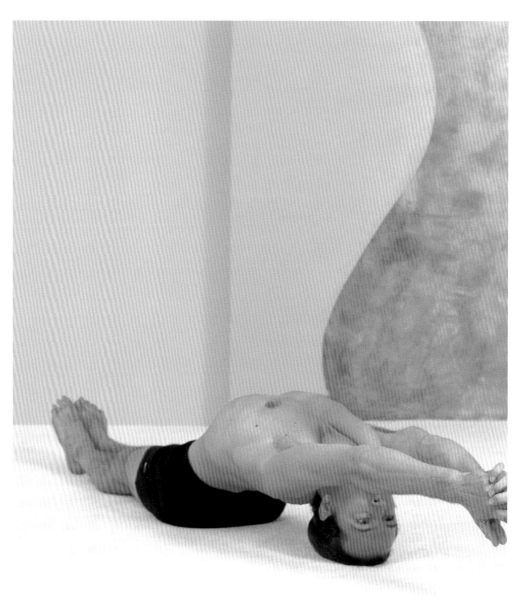

益处

* 打开胸腔，利于深呼吸。

* 打开和拉伸咽喉部，利于深呼吸。

* 对甲状腺和副甲状腺有益，甲状腺和副甲状腺与新陈代谢有关。

* 对呼吸系统有益，因此对哮喘和支气管炎也有帮助。

* 放松上背部。

* 加强背部肌肉力量，滋养脊神经。

* 改善头部的血液循环，头顶贴地时，能滋养垂体和松果体。

* 增加骨盆的柔韧性，调理盆腔脏器。

* 缓解痔疮症状。

* 促进消化和排泄。

* 对月经问题有帮助。

把这个体式命名为鱼式有两个原因。一是摆出这个体式后从上面看，身体就像一条鱼；二是当保持这个体式时，身体可以轻松地浮在水面上。鱼式可以作为肩倒立式（p.124）和犁式（p.126）的反体式。

准备体式 ☀

仰卧，双腿伸直并拢，从髋关节处向内转。检查身体是否笔直。双手贴着大腿放于身体两侧，掌心向下（图7.14.1）。

吸气，胸腔上顶，拱起背部，就像快要坐起来一样。肘关节下压，辅助完成动作。头依然保持在地面上（图7.14.2）。

把身体重量放在肘关节上，保持肘关节位于身体两侧帮助打开胸腔。

保持这个体式或进入完整鱼式。

时长：保持2~8个呼吸。

把注意力集中在打开胸腔和轻轻挤压背部上。如果在肩倒立式或犁式后使用鱼式作为反体式，保持鱼式的时间应该是保持肩倒立式或犁式时间的1/3。呼气，反向练习鱼式的步骤，回到起始体式。放松几个呼吸，然后进行简单的前屈式或放松体式，如婴儿式（p.135）。

鱼式 ☀☀

由准备体式进入。吸气，抬头，轻轻地让头顶紧贴地面。脖子和下巴向后仰，这样可以打开和拉伸喉咙和脖子前侧。保持肘关节位于身体两侧帮助打开胸腔（图7.14.3）。

保持这个体式或进入高阶体式。

高阶体式 ☀☀☀

由鱼式进入。双臂伸至头部上方，双手紧扣，食指指向前方（图7.14.4）。

把鱼式作为放松体式 ☀

在背下垫一个垫子或薄被子帮助拱起背部，打开胸腔。双臂可以打开，放松地放在身体两侧，与肩关节成一条直线（图7.14.5）；也可以向头顶伸展（图7.14.6）。这个练习能够通过非常放松的方式，增加背部的柔韧性。在完成这个体式后，必须要进行前屈式体式。

双手放在臀下 ☀☀

双手掌心向下放在臀下，食指接触身体下方（图7.14.7）。

肘关节在身体两侧内收，下压，帮助身体进入这个体式（图7.14.8）。

在保持鱼式时，这样做可为身体提供稳固的支撑。

图7.14.5　图7.14.6

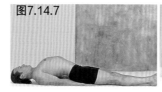

图7.14.7　图7.14.8

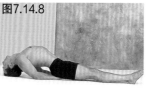

注意事项

* 在练习鱼式时，体重分布于头顶和肘关节，肘关节承受大部分体重，提供坚固的支撑。

* 不要过度后仰头部，以免拉伤颈椎。
* 如果脖子有问题，只练习准备体式，并把脖子和头平放在地面上。

15.下犬式

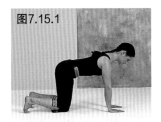

图7.15.1

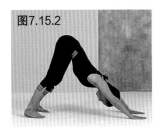

图7.15.2

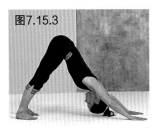

图7.15.3

扫码看视频

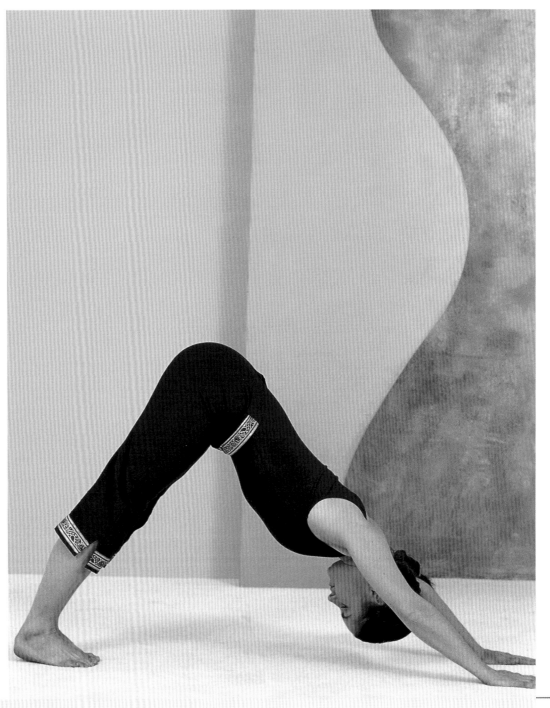

益处

* 拉伸和放松脊柱。
* 增加脊柱、腿及肩关节的柔韧性。
* 增加大脑供血。
* 增强注意力。
* 对哮喘有帮助。

* 扩胸。
* 在反地心引力的体式下，心脏和消化系统能够休息片刻。
* 温和地按摩腹腔脏器。
* 对贫血有帮助。

下犬式是模仿狗伸展，倒立和前屈结合的体式。

准备体式：动态体式 ☀

四点着地，双腿并拢或分开，膝关节位于髋关节正下方，双手位于肩关节正下方（或者在稍微向前一点的位置）。手指指向前方，脚趾弯曲点地，脚掌与大腿平行（图7.15.1）。

呼气，手向后推，抬起臀部。脚跟向下压到地面上，膝关节稍微弯曲。体重均匀地分布在手和脚上，身体形成倒"V"形。朝腿的方向推胸。头、颈放松，或者让下巴靠近胸部，眼睛看向肚脐。收腹（图7.15.2）。吸气，反向进行这个动作，回到四点着地的起始体式。

重复3~4次，目的是让双腿越来越有力量。适应了动态的准备体式之后可以练习静态的下犬式。

下犬式（静态）☀☀

保持倒"V"形，脚跟压在地面上（图7.15.3）。目的是拉伸双腿。

时长：保持3~8个呼吸。

把注意力集中在臀部上顶和体重均匀地分布在手和脚上。回至起始体式，可以用婴儿式（p.135）放松几个呼吸。重复练习2~3次，在第二次或第三次重复时加大幅度会增加益处。

准备体式：上犬式 ☀☀☀

由眼镜蛇式（p.72）进入。

俯卧，肘关节屈曲，放在身体两侧。下巴贴地。双腿伸直并拢，或者略为分开，脚趾指向身体后方（图7.15.4）。

吸气，手掌和脚尖下压，同时抬起胸部、髋关节，伸直手臂。向前推胸部，下巴和头向上抬，拉伸脖子前侧和躯干（图7.15.5）。肩关节下压有助于拉伸脖子，打开胸腔。保持双腿平行，重量位于脚尖中间，脚趾指向身体后方。保持3~8个呼吸。回至起始体式时先放下髋关节，再放下躯干，回到俯卧体式。

可选上犬式

双手放在瑜伽砖上，膝关节也抬离地面，把身体抬离得更高（图7.15.6）。这样做的好处与眼镜蛇式相同。

不要伸直脚尖，要向内弯曲脚趾，依靠趾腹的力量保持平衡（图7.15.7）。

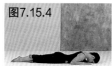
图7.15.4

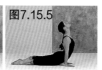
图7.15.5

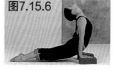
图7.15.6

图7.15.7

注意事项

* 高血压或心脏病患者可以靠着墙完成下犬式，这样头部就可以保持在心脏以上的位置。这个体式作为准备体式也很好，孕妇也可以练习。

* 只有在有能力完成眼镜蛇式之后才可以练习上犬式。
* 背部有问题的练习者可以先做猫伸展式（p.68），让脊柱有一个热身的过程。在练习下犬式时，要特别小心。

16.轮式

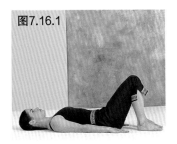

图7.16.1

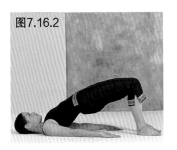

图7.16.2

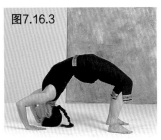

图7.16.3

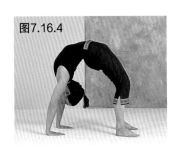

图7.16.4

扫码看视频

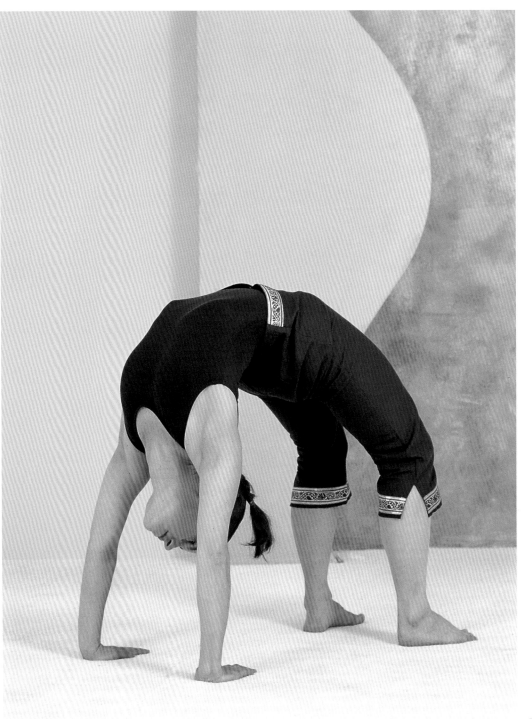

益处

* 加强大腿和臀部肌肉力量。
* 拉伸腹肌，增加腹肌力量，调理腹腔脏器。
* 拉伸髋关节前侧，增加柔韧性。
* 半轮式能通过增加甲状腺血液供应，滋养甲状腺。
* 调整新陈代谢，控制体重。
* 保持脊柱的弹性。
* 通过供应新鲜血液来滋养大脑。

轮式是倒立的弓式，也称为轮式。

准备体式：动态半轮式 ☀

　　仰卧，膝关节屈曲，脚踩地，双脚略微分开。尽量把脚跟朝向臀部方向收紧。双臂放在身体两侧，双手掌心向下。头部和背部成一条直线（图7.16.1）。

　　吸气，双脚向下压，收腹并向上抬起骨盆和髋关节。逐节向上卷起脊柱，直到体重均匀地分布于双脚和肩关节，胸部朝向下巴抬起。保持双腿平行（图7.16.2）。

　　呼气，反向进行这个体式，逐节向下卷落脊柱，回到起始体式。

　　重复3~6次，然后在吸气后保持当时的体式3~6个呼吸。只有在适应半轮式后，才能进行轮式。

　　时长：保持3~8个呼吸。

　　把注意力集中在打开和伸展腹部、胸部和咽喉部位上。反向进行这个体式的步骤可以回至起始体式。

轮式 ☀☀☀

　　由半轮式进入。

　　双臂放在耳朵旁，即肩关节的正下方，肘关节指向外侧，手指指向肩关节。在整个过程中，保持膝关节屈曲，双腿平行。手掌向下压，头顶贴地，位于两手之间（图7.16.3）。

　　再次向下压手掌，伸直肘关节，头抬离地面。向上向外推胸部，增加上背部弯曲的弧度。放松头和脖子，眼睛看向地面（图7.16.4）。

静态半轮式静态 ☀☀

　　从静态半轮式开始（图7.16.5）。

　　双脚朝向肩关节移动（图7.16.6），直至双手可以抓住踝关节（图7.16.7）。

图7.16.5

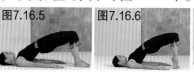
图7.16.6

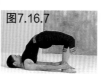
图7.16.7

动态和静态半轮式 ☀☀

　　从坐直的体式开始，膝关节屈曲，脚踩地。双臂放在身体两侧，双手手掌着地，手指指向前方（图7.16.8）。

　　吸气，把重量移动到脚上，保持双腿平行（图7.16.9）。在伸直肘关节的同时，抬起髋关节，肩关节向下压。头部和脖子向后放松（图7.16.10）。

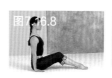
图7.16.8

图7.16.9

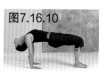
图7.16.10

扫码看视频

有支撑点的半轮式 ☀☀

　　手放在腰上，保持半轮式的体式。手指支撑住腰背部，拇指放在腰的两侧（图7.16.11）。

　　呼气，反向进行各个步骤回到坐直的体式。

　　重复3~8次，然后在吸气后保持静态体式3~8个呼吸。

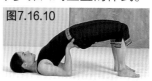
图7.16.10

注意事项

* 如果脖子有损伤或有问题，只能练习半轮式，让脖子在地面上休息。只有在能够保持头、颈与脊柱成一条直线的情况下，才可以练习半轮式，这种情况眼睛应该向上看。

* 保持双腿和双脚平行。

* 缓慢、平稳地进入和退出这些体式。千万不要急拉或猛推脊柱。

* 肩关节向下压，远离耳朵，有助于拉长脖子。

* 轮式是倒立体式，不适合高血压和心脏病患者。

脊柱扭转概要

脊柱扭转式，p.86

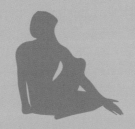

坐姿扭转式，p.88

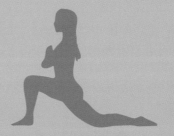

新月式，p.90

三、脊柱扭转

脊柱扭转能有效地扭转腰部以上的脊柱，对保持正确的脊柱力线特别有用。脊柱扭转不仅能够温和地按摩腹腔脏器，改善腹腔的血液循环，还能打开胸腔，为更好地呼吸创造条件，特别是胸式呼吸。

自主神经系统

自主神经系统包括交感神经系统和副交感神经系统，由位于中枢神经系统和周围神经系统的与调节内脏有关的神经元组成。脊柱扭转对自主神经系统尤其是迷走神经的影响比任何其他体式都大，具有安抚以及使身体和大脑平静下来的作用：可以让自主神经系统的神经节重新焕发活力，可以使微妙的轮穴系统充满活力。

自主神经是能够按照自有规律进行自身调节、不受主观意识控制的神经，支配内脏、心血管、平滑肌和腺体。人体的唾液分泌、胃肠蠕动、膀胱收缩等都由自主神经控制。

迷走神经

迷走神经是我们身体中行程最长、分布最广的混合性脑神经，是副交感神经系统的重要部分。副交感神经的主要作用是保持身体安静时的生理平衡，如协助营养物质消化、保存身体能量、协调生殖活动等。

迷走神经从大脑一直延伸到脊柱，最后在腹腔神经丛结束：其与七个轮穴均有关，这些轮穴又与身体中各个交感神经丛关系密切。

与七个轮穴有关的神经丛或腺体：

* 根轮：骶尾神经丛。
* 骶轮：男性前列腺、膀胱神经丛，女性卵巢神经丛。
* 脐轮：腹腔神经丛。
* 心轮：心脏神经丛。
* 喉轮：咽喉神经丛。
* 眉心轮：两眉之间和之后的神经丛。
* 顶轮：松果体。

脊柱扭转能对所有轮穴特别是心轮有益。

17.仰卧脊柱扭转式

脊柱扭转式是一个扭转腹部和脊柱的体式。这个体式有好几个版本，每个版本中腿、手臂和躯干位置都不同。

> **时长**：重复2~6次，协调呼吸和动作。
>
> 放松地从一侧转到另一侧，感觉其中的运动规律，就像给腰背部进行温柔的按摩。可以在每次呼气时加入头部的动作，把头转向与膝关节相反的方向。先进行动态体式，以为静态体式做准备。

在完成以下所有体式后，把膝关节放在胸前，以快乐婴儿式（p.135）放松，保持快乐婴儿式2~4个呼吸，让身体两侧经过扭转后，回到对称状态。也可以在由一侧转换到另一侧重复这个体式的动作前，特别是当背部有问题时，把膝关节抬到胸前，平缓地进入和退出每次扭转，以免突然性的扭转对脊柱造成损伤。

动态体式 ☀

仰卧，双臂向两侧伸展，与肩关节成一条直线，掌心向上或向下。屈曲膝关节，双腿分开与臀同宽或比臀略宽。双脚尽量靠近臀部，踩地。肚脐朝向地面内收，有助于腰背部贴地。头与脊柱成一条直线。吸气，并感觉脊柱的长度（图7.17.1）。

呼气，双膝向右扭转，注意不要让双脚和肩关节离地（图7.17.2）。臀部与肩关节在一条直线上，不要让扭转的动作把髋关节转到一侧，扭转的动作必须以脊柱为中轴。吸气，双膝回到起始体式。同法进行双膝向左扭转。

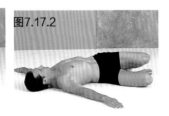

图7.17.1　　　　图7.17.2

静态体式 ☀

在每次呼气以后，保持扭转的体式2~4个呼吸。然后吸气，回到起始体式。

保持扭转的体式时，把注意力集中在上侧胸腔呼吸上。

动态或静态体式1 ☀

从动态体式开始，双腿和双脚并拢（图7.17.3）。

扭转到右侧时，左脚离开地面（图7.17.4），反之亦然。这个体式增加了脊柱的扭转程度。

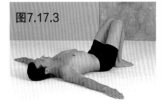 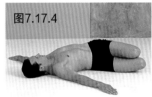

图7.17.3　　　　图7.17.4

动态或静态体式2 ☀☀

起始体式与前边几种不同的是，双腿和双脚并拢，膝关节位于腹部上方（图7.17.5）。

在扭转时，双腿保持并拢（图7.17.6）。

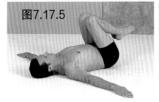 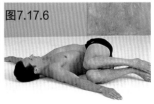

图7.17.5　　　　图7.17.6

动态或静态体式3 ☀☀☀

起始体式与前边几种不同的是双腿和双脚并

益处

* 缓解背部疼痛。
* 温和地按摩腰背部。
* 改善脊柱力线。
* 增加活力。

* 温和地挤压腹腔脏器，如胃、肝、肾和胰，促进肠蠕动。
* 温和地挤压迷走神经等自主神经。

拢，向上伸直，勾脚（图7.17.7）。

在扭转时，双腿保持伸直并拢（图7.17.8）。吸气，手臂和手掌向下压，帮助回至起始体式。

这个动作要求有非常强壮的腹部和背部肌肉。

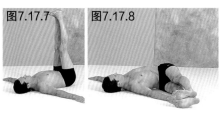

图7.17.7　图7.17.8

扫码看视频

单腿静态体式☀☀

起始体式与前边几种不同的是，右腿伸直，左膝屈曲（图7.17.9）。

右手放在左膝的外侧。左臂伸直，与肩关节同高（图7.17.10）。

呼气，通过把膝关节向右侧放低，使身体向右侧扭转。把头转向左侧。右腿伸直。双肩紧贴地面（图7.17.10）。

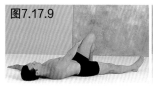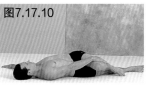

图7.17.9　图7.17.10

> **时长：**保持2~6个呼吸。
> 用上侧胸腔呼吸。在吸气时，回到起始体式，双手把膝关节抱到胸部上方，休息片刻。向左侧扭转时，右膝屈曲，头转向右侧。

俯卧位静态体式 ☀☀☀☀

俯卧，额头着地，双腿分开，呈倒"V"形。勾脚，脚趾点地。左臂向前伸展，掌心向下。右臂向外侧伸展，与肩关节同高，掌心向下。吸气，继续向前伸展左臂，从而使脊柱得到更多的拉伸（图7.17.11）。

呼气，抬起右臂、右肩和右髋，在右臂与肩保持一条直线的情况下，让右臂向后进行半圈运动，直到右手接触到身后的地面为止，眼睛看向右肩关节（图7.17.12）。

在扭转时，左臂保持原状，双脚不离开地面。

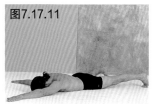

图7.17.11

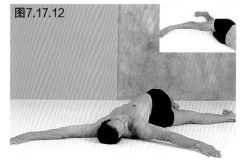

图7.17.12

> **时长：**保持3~6个呼吸。
> 吸气，反向进行扭转动作的步骤，回到起始体式。休息2~3个呼吸，换左臂重复扭转动作，右臂向前伸直。

注意事项

* 脊柱有损伤或有问题时，练习这个体式要小心。在练习脊柱扭转式之前，请先咨询医生。

* 在扭转时，动作不要太猛，千万不要在保持扭转体式时弹动。

18.坐姿扭转式

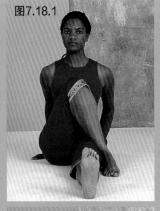

图7.18.1

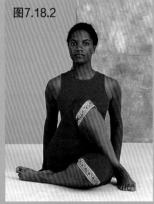

图7.18.2

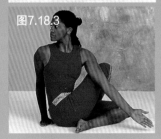

图7.18.3

扫码看视频

益处

* 缓解背部疼痛，改善脊柱力线。
* 温和地挤压腹腔脏器，如胃、肝、肾和
  胰，促进肠蠕动。
* 温和地挤压迷走神经等自主神经系统。
* 增强活力。
* 加强背部肌肉力量。

注意事项

* 脊柱有损伤或者有问题时，只能练习简单
  的体式。在练习坐姿脊柱扭转式之前，先
  咨询医生或物理治疗师。
* 扭转时，动作不要太急，而且不要强迫身
  体进行扭转。
* 脊柱是身体扭转的中轴，因此在整个过程
  中，要保持脊柱伸展，位于中立位。
* 体重均匀地分布在臀部两侧。
* 始终保持肩关节水平。

坐姿半扭转式 ✹✹

坐姿，背部挺直，左腿伸展，右腿屈曲。右脚放在左腿外侧的地面上，右脚跟尽量靠近左髋，右腿胫骨挤压左膝和左大腿（图7.18.1）。

屈曲左腿，左脚跟尽量靠近右臀，左大腿外侧紧贴地面（图7.18.2）。

吸气，向上伸展脊柱和头部，同时把右手放在体后脊柱根部的位置，左臂伸直放在右大腿外侧，掌心向前。头向右转，眼睛看向右肩（图7.18.3）。在整个过程中，保持肩关节水平。

时长：保持3~8个呼吸。

保持脊柱伸直，位于中立位。用不被挤压侧的胸腔呼吸（在这个例子里是右侧胸腔）。呼气，反向进行以上的步骤可以回至起始体式。另一侧重复同样的动作。在两侧扭转后，为了使身体恢复对称，练习反体式，如婴儿式（p.135）或背部伸展式（p.58），保持2~5个呼吸。

准备体式：坐在椅子上 ✹

侧坐在带有靠背的椅子上，靠背位于身体右侧。双脚平放在地面上（如果脚接触不到地面，可以在脚下垫几本书）。双手抓住靠背，缓慢地把身体转到右侧。头部跟随转动，眼睛向右看（图7.18.4）。保持3~6个呼吸。然后坐在椅子的另一侧，重复同样的动作向左侧扭转。

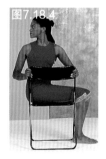

可选准备体式 ✹✹

起始体式同坐姿扭转式（图7.18.5），但是保持左腿伸直，勾左脚（图7.18.6，图7.18.7）。

半莲花坐姿扭转式 ✹✹✹

从坐姿扭转式开始，左腿伸直，勾左脚。把右腿按照半莲花式摆放，右脚跟放在左腹股沟处（图7.18.8）。

吸气，伸展脊柱，右肩和右臂向后推，右臂自腰后向左环绕至可以用右手抓住右脚（图7.18.9）。

左手放在右大腿的外侧，扭转身体，伸直左臂，左手放在右大腿上或者掌心朝上（图7.18.10）。转头，眼睛看向右肩的方向。像坐姿扭转式那样保持这个体式（图7.18.11）。

换另一侧重复同样的动作，然后进入恢复身体对称的反体式。

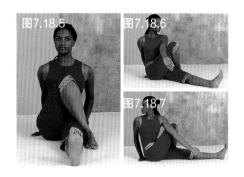

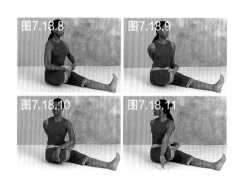

19.新月式

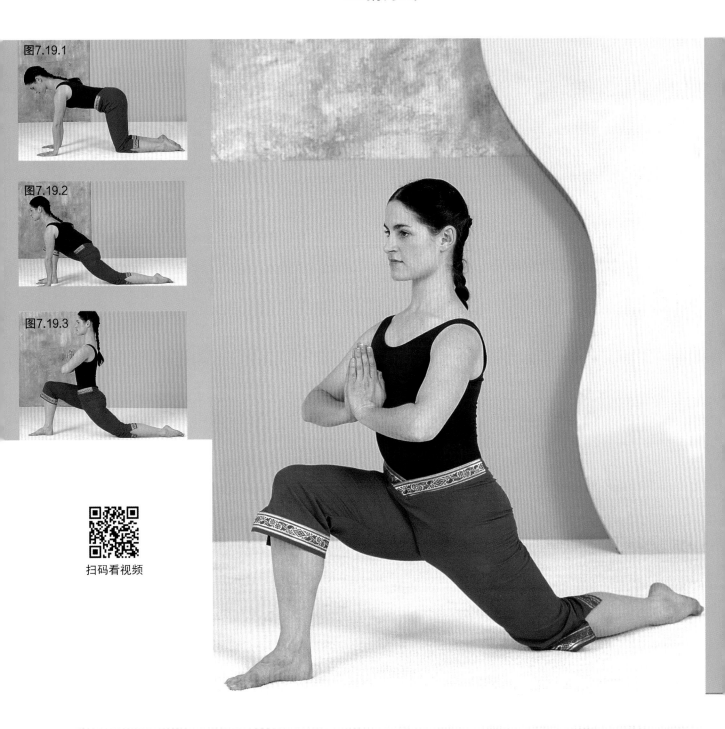

图7.19.1

图7.19.2

图7.19.3

扫码看视频

益处

* 拉伸双腿和双髋，增加它们的柔韧性。
* 放松位于大腿内侧的内收肌。
* 增加盆腔的血液供应。
* 一条腿放在前面时，可以温和地挤压一侧结肠。
* 预防和缓解坐骨神经痛。

注意事项

* 在保持和进入新月式时，身体不要弹动。
* 练习这个体式，不要过分伸展，否则有可能拉伤肌肉。
* 始终保持脊柱伸展，并尽量保持两侧髋关节水平。

新月式和鸽子式是劈叉式的准备性练习。严格地说，这些体式并不属于脊柱扭转的范围，但是它们都包括腰椎扭转，使一条腿向身体后方伸展，同时尽量保持两侧髋关节水平的动作。

新月式☀

由四脚板凳式开始（图7.19.1）。

右腿向前迈，右脚踩地，脚趾朝前。把右脚跟位于右膝正下方，右膝关节屈曲成直角。上半身向左髋前方压，让左髋前侧有拉伸感。双手放在右脚两侧，手指向前（图7.19.2）。

如果可以保持身体平衡，抬起上半身，让上半身直立。双手合十，肩关节下压，头前伸，从而使脊柱得到最大的伸展。眼睛看向身体前方（图7.19.3）。

> **时长：**保持4~8个呼吸。
>
> 反向进行以上的步骤，可以回至起始体式。换左腿重复同样的动作。在完成两侧体式后，保持婴儿式（p.135）几个呼吸，让身体恢复对称。

后仰的新月式☀☀☀

由新月式最后一步开始。吸气，双臂靠近耳朵向上伸展。分开双臂，向后伸展。脊柱和头向后仰，眼睛看向双手（图7.19.4）。

图7.19.4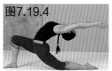

劈叉式☀☀☀

从新月式开始，双手放在前侧腿的两侧。

后侧腿向后滑动，从而使双腿都能够伸直。双手撑地，尽量让髋关节贴近地面（图7.19.5）。保持4~8个呼吸。

如果想练习完整的劈叉，双手离开地面，在胸前合十（图7.19.6）。

换另一条腿重复同样的动作。在完成两侧体式后，练习反体式如坐角式（p.60）或婴儿式（p.135），并保持3~8个呼吸。

鸽子式☀☀

双腿跪地，左腿伸向身后，与左髋成一条直线。左膝贴地，左脚绷直。坐在右腿和右脚外侧，右脚跟靠近左侧腹股沟。手指尖放在身体前方的地面上，伸直手臂和手腕，尽量保持双髋和双肩水平向前（图7.19.7）。

保持4~8个呼吸。换另一侧重复同样的动作。然后练习反体式，如婴儿式（p.135）。

如果你可以轻松地保持这个体式，可以加大难度。背靠一面墙，左腿在身后屈曲，左膝和左脚紧贴墙面（图7.19.8）。

身体向后仰，头靠近左脚。如果能轻松地完成这个体式，可以抬起肘关节，双臂从头上经过，抓住左脚。双手慢慢朝向头部拉左脚（图7.19.9）。如果可以轻松地完成靠墙体式，可以尝试不靠墙练习这个体式。

图7.19.5 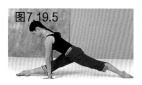　图7.19.6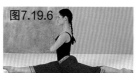

图7.19.7 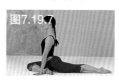　图7.19.8 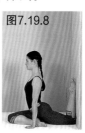　图7.19.9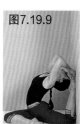

站姿概要

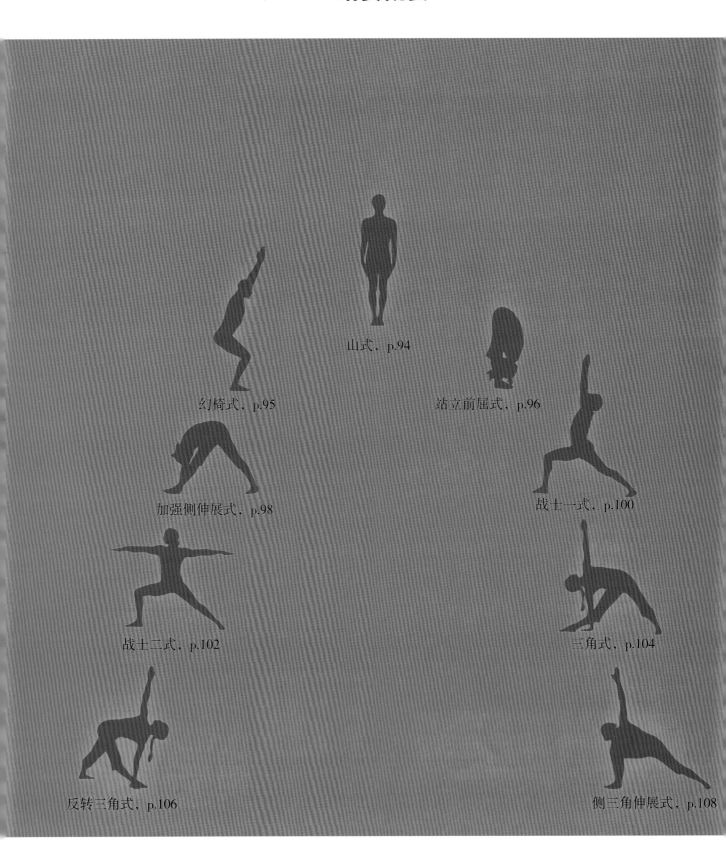

山式，p.94

幻椅式，p.95

站立前屈式，p.96

加强侧伸展式，p.98

战士一式，p.100

战士二式，p.102

三角式，p.104

反转三角式，p.106

侧三角伸展式，p.108

四、站姿

在瑜伽练习中，反体式非常重要。练习反体式的目的是使身体在完成不对称的体式后恢复对称。站姿反体式还能拉伸和放松大腿和脊柱。

不对称站姿的反体式

在身体两侧都完成了不对称的站姿后，双脚和躯干回到面向正前方的位置。双腿伸直或稍微弯曲，分开。双脚相互平行。

* 上半身自髋关节向前屈。双臂下垂。高血压或心脏病患者在前屈一半的位置把手放在墙上，头与脊柱保持在一条直线上。

可选手臂动作

* 站直时，把双臂屈曲互抱，在身体前屈的过程中，双臂逐渐垂到地面上。

* 身体完全前屈后，把双手平放在地面上。
* 始终保持双臂屈曲互抱。

时长：保持3~4个呼吸，或者让保持的时间是保持不对称体式时间的1/3。

其他反体式

* 山式或基本站立式。
* 放松体式，如摊尸式（p.134）或婴儿式（p.135）。

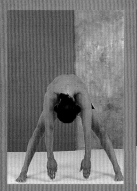 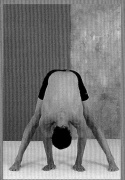 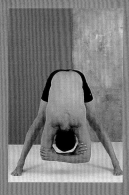

20.山式

　　山式也叫柱式，练习山式有助于保持稳定性。由于稳定性是瑜伽站姿体式练习的基础，所以山式几乎是所有站姿的起始体式。山式也可以作为独立的体式来练习，或者穿插在练习过程中的任何阶段，或者作为其他站姿的反体式。

　　时长：保持4~8个呼吸。

基本站立式（最基础的站姿）

　　基本站立式是一个放松且稳固的站姿（图7.20.1）。

　　把基本站立式作为起始体式的目的是把注意力集中到瑜伽练习中，并且不把压力带到接下来的体式中。基本站立式是充满朝气和平衡的，不是刚硬和紧张的。练习时可以想象自己长高了，身体向上，就像要飘起来了，但同时双脚又能清楚地感觉到地面。

　　基本站立式有助于练习者在进入下一个体式之前找到身体的平衡，并且把体重均匀地分布在身体两侧。从一个好的起始体式开始，可以更容易地进入其他站姿并找到平衡，而且不容易造成运动损伤。练习时要注意动作和呼吸的顺畅和协调。

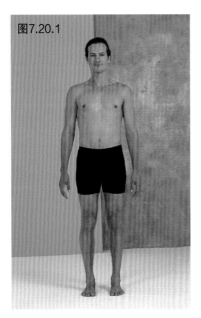

图7.20.1

山式☀

　　山式能让练习者意识到，大脑和想象力是如何影响，甚至支配体式和平衡的。

　　我们会发现在保持站姿时，有摇摆的自然倾向。我们的目的是控制这种自然的摇摆倾向，从而更好地平衡身体，改善注意力和增加毅力。达到此目的的一个方法是，集中注意力，让自己觉得在慢慢长高。闭上眼睛也会有帮助，我们会发现，闭上双眼（这是个很好的练习）容易找到平衡。稳固的起始体式有助于保持接下来的每个体式的平衡，在关注起始体式的时候一定要呼吸，不要屏气。

* 双腿和双脚并拢站好。
* 膝关节沿大腿方向向上伸展，两个脚跟和跟趾跖趾关节相互接触。
* 双腿尽量内收，形成支撑身体其他部分的坚固柱子。
* 进一步拉伸脊柱和脖子后侧，下巴与地面平行。
* 收腹。
* 胸式呼吸，在吸气时，扩大胸腔的前后侧。
* 肩关节下压，手臂、手掌和手指向下伸展，挺胸，手臂放在身体两侧。
* 觉察自己的身体——躯干和脊柱向上伸展，双臂向下伸展（图7.20.2）。

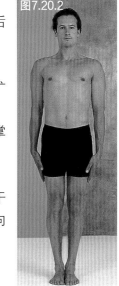

图7.20.2

21.幻椅式

练习幻椅式时脚跟、髋关节和手臂向完全相反的方向伸展，想象自己坐在一把椅子上。练习幻椅式能让身体更加强壮有力。

动态幻椅式☀

从山式开始（图7.21.1）。

吸气，双臂平行举过头顶，手指指尖朝上（图7.21.2）。还可以双手合十举过头顶，然后十指紧扣。也可以把双臂抬到肩关节的高度，向前伸直，双手握紧（图7.21.3）。

呼气，尽量屈曲膝关节，脚跟用力踩地，双腿并拢。保持脊柱、胸部、头部和双臂向远方伸展。躯干会自然地略微前屈。收腹（图7.21.4）。

吸气，伸直双腿，回到起始体式。

重复4~8次。

扫码看视频

静态幻椅式☀

先练习动态幻椅式，然后在呼气后保持4~8个呼吸。吸气，回到直立；呼气，双臂放至身体两侧，回到起始体式。可以重复2~3次，然后用基本站立式放松。

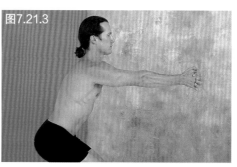

图7.21.3

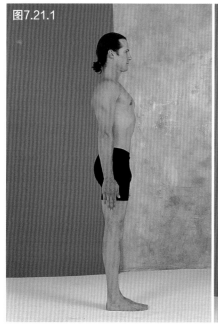

图7.21.1

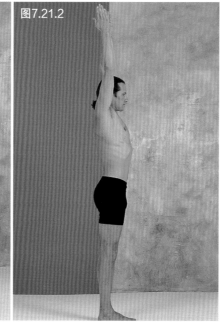

图7.21.2

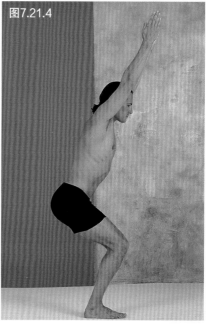

图7.21.4

益处

* 拉伸跟腱，加强大腿肌肉力量。
* 拉伸踝关节、膝关节和髋关节，增加这些关节的柔韧性。
* 打开肩关节。
* 加强背部肌肉力量。
* 改善体态，使身体两侧肌肉均衡发展。
* 通过膈肌的运动，温和地按摩肺部和心脏。
* 帮助消化和排泄。
* 孕妇练习幻椅式对身体大有帮助。

注意事项

* 孕妇练习时要稍微分开双腿，在整个过程中，双腿保持平行。
* 不要在保持体式时屏住呼吸。

22.站立前屈式

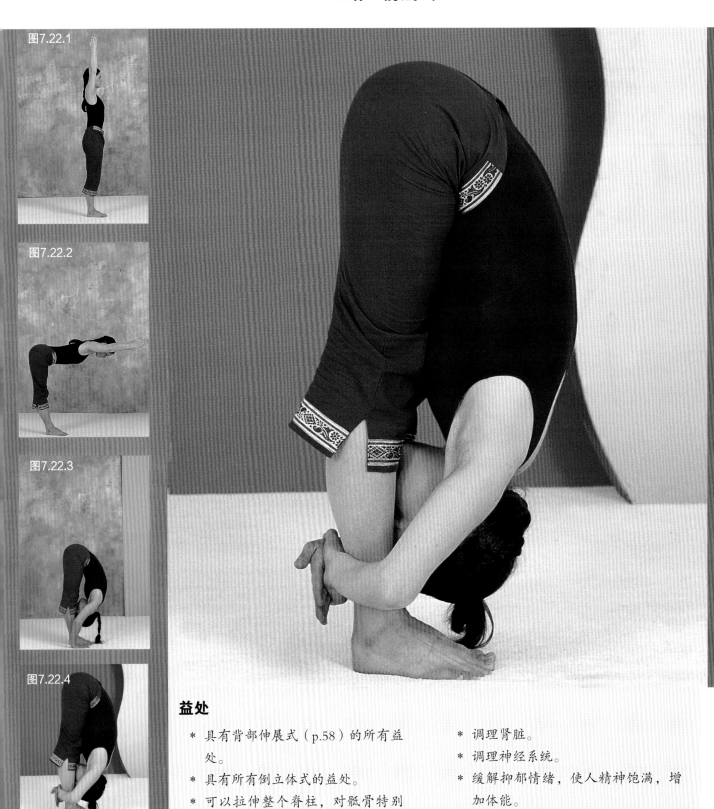

图7.22.1

图7.22.2

图7.22.3

图7.22.4

益处

* 具有背部伸展式（p.58）的所有益处。
* 具有所有倒立体式的益处。
* 可以拉伸整个脊柱，对骶骨特别有益。
* 拉伸大腿肌肉，加强肌肉力量。
* 温和地按摩腹腔脏器，如肝和脾，帮助消化。

* 调理肾脏。
* 调理神经系统。
* 缓解抑郁情绪，使人精神饱满，增加体能。
* 对身心都有益。
* 增加头部和大脑的血液供应，预防面部产生皱纹。
* 培养大脑的平和状态。

站立体前屈根据双手的位置不同而成为不同的体式。双手抓住踇趾为鸵鸟式；双手放在脚下为手碰脚前屈伸展式；双手放在双脚旁为站立前屈式。站立前屈式可以深度拉伸脊柱和大腿后侧。

动态体式 ☀☀

从山式开始，双腿双脚并拢。吸气，双臂举过头顶，贴近耳朵，手指指尖朝上，掌心相对（图7.22.1）。

呼气，上半身前屈，保持双臂贴近耳朵，帮助脊柱伸展，头部与脊柱成一条直线（图7.22.2）。

在不弯曲脊柱无法使上半身再向下弯时，双手抓住踝关节外侧，或者手掌平放在双脚两侧。双腿伸直或稍微弯曲（图7.22.3）。

借助手臂的力量把头部和胸部推向双腿的方向，保持脊柱对应双腿之间。

吸气，反向进行以上动作，先伸展脊柱，保持双臂贴着耳朵伸展，直到回到起始体式。

重复3~8次，为练习静态体式做好准备。

静态体式 ☀☀☀

由动态体式进入，尽量伸直双腿。如果想加大拉伸，可以把双手放在踝关节后面，右手抓住左手手腕。身体的重量放在双脚的脚掌上（图7.22.4）。

时长：对于静态体式来说，需要在第一次呼气后保持3~8个呼吸。

胸式呼吸，特别是要注意把空气吸进胸腔后侧。回至起始体式时吸气，并参照动态体式的方法，注意要让双臂贴近耳朵，这样有助于脊柱伸直。

可选手部动作

抓住踝关节或把手放在膝关节上。

动态或静态鸵鸟式或手碰脚前屈伸展式 ☀☀☀

从站立前屈式开始。

鸵鸟式：在前屈时，双手抓住踇趾，肘关节向两侧打开帮助完成动作（图7.22.5，图7.22.6）。

手碰脚前屈伸展式：手掌放在脚掌下，肘关节向两侧打开（图7.22.7）。

练习这两种体式的动态体式，吸气时，延伸脊柱，伸直手臂，不要调整双手的位置，抬起下巴和头，看着身体的前方。呼气时，回到完整的前屈式。

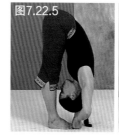 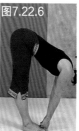 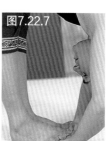

图7.22.5　图7.22.6　图7.22.7

注意事项

* 如果患有任何不允许头部位于心脏以下的病症，请上半身只前屈一半，把手支撑在墙上。
* 如果伸直双腿前屈身体，会让自己扭伤，请稍微弯曲双腿。
* 在尝试前屈式站姿之前，以前屈式坐姿为准备动作，如背部伸展式（p.58）。
* 在保持前屈式时，不要忘记呼吸，把注意力放在用胸腔后侧呼吸上。
* 回至起始体式时要缓慢且小心。

23.加强侧伸展式

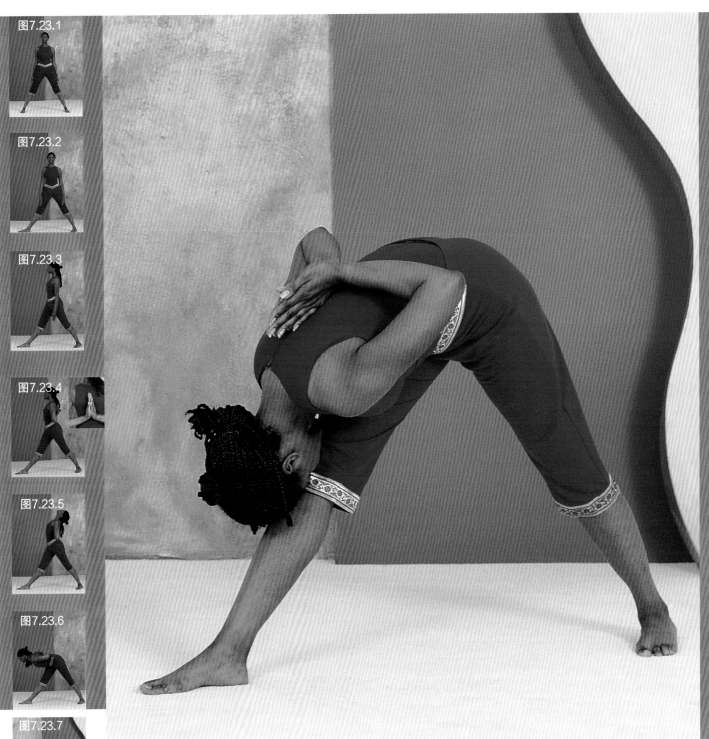

図7.23.1

図7.23.2

図7.23.3

図7.23.4

図7.23.5

図7.23.6

図7.23.7

扫码看视频

益处

* 拉伸脊柱，让它更加强壮。
* 调理神经系统。
* 拉伸大腿肌肉。
* 增强双腿肌肉力量。

* 改善头面部的血液供应。
* 温和地按摩腹腔脏器，帮助消化和排泄。
* 温和地按摩肾脏。
* 让人精力充沛、神清气爽。

加强侧伸展式也属于站立体前屈类的体式，因为双腿分开较多，身体比较稳固，因此有些人觉得这个体式比较容易。

加强侧伸展式 ☀☀

从山式开始，双腿分开，保持双脚平行，两脚跟在一条直线上（图7.23.1）。

把右脚向外侧打开90°，左脚向内旋转45°（图7.23.2）。

整个身体转向右侧，双脚保持不动。保持双肩始终位于双髋之上，眼睛平视前方。体重均匀地分布在双腿上，膝关节伸直（图7.23.3）。

双手体后合十（图7.23.4）。

吸气，把胸部、脖子和下巴往上抬，上半身稍微向后仰（图7.23.5）。

呼气，伸展脊柱，上半身向前屈（图7.23.6）。

尽量向前伸展脊柱，头部贴向腿部（图7.23.7）。

时长：保持3~6个呼吸。

转回面向前方，双腿平行的起始体式。左侧重复同样的动作。身体两侧都完成这个体式后，请练习反体式恢复身体的对称。

可选手臂动作

双臂体后屈曲互抱，可以抓住肘关节或前臂（图7.23.8，图7.23.9）。

 图7.23.8
 图7.23.9
 图7.23.10 图7.23.11

双臂体后伸直，十指紧扣（图7.23.10）。身体前屈时，双臂抬到头部以上（图7.23.11）。

动态体式 ☀☀

前两步同加强侧伸展式（图7.23.1，图7.23.2）。

吸气，双臂平行举过头顶，紧贴耳朵。手指指尖朝上，掌心相对（图7.23.12）。

呼气，继续把双臂放在耳朵旁，伸展脊柱，身体向右腿的方向前屈（图7.23.13）。

尽量让躯干和头部靠近腿部。当不弯曲脊柱就无法继续前屈时，双手放在右脚两侧，或者抓住右踝关节。慢慢用手臂的力量让头部靠近腿部。髋关节向后和向上提，保持两侧水平。体重均匀地分布在双腿上，双脚稳固地站在地面上（图7.23.14，图7.23.15）。

吸气，伸展脊柱，保持双臂位于耳朵旁边。然后反向进行前屈的步骤，回到起始体式。

平缓和顺畅地重复2~4次，然后练习另一侧。

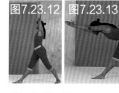 图7.23.12 图7.23.13 图7.23.14 图7.23.15

静态体式

在动态体式呼气后，保持当时的体式3~6个呼吸。

注意事项

* 完整的加强侧伸展式是一个倒立体式，心脏病、高血压或眼部疾病患者，不能把头部放在心脏以下的位置，只可做半加强侧伸展式（还可以把手支撑在墙上）。手臂伸直时，注意要让它们靠近耳朵，这样有利于脊柱和头部成一条直线。

* 在练习加强侧伸展式之前，要先练习前屈坐姿类的体式，如背部伸展式（p.58）。

* 如果伸直双腿向前屈有可能造成拉伤，可以先练习几次稍微弯曲双腿的体式。

* 记住保持体式的同时要呼吸，不要屏气。回至起始体式时要温和、小心。

* 伸展身体两侧后，请练习反体式，帮助恢复身体的对称。

24.战士一式

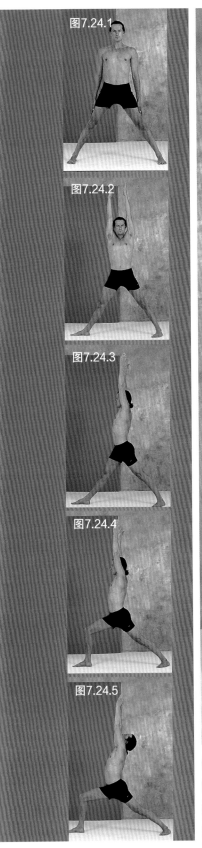

图7.24.1

图7.24.2

图7.24.3

图7.24.4

图7.24.5

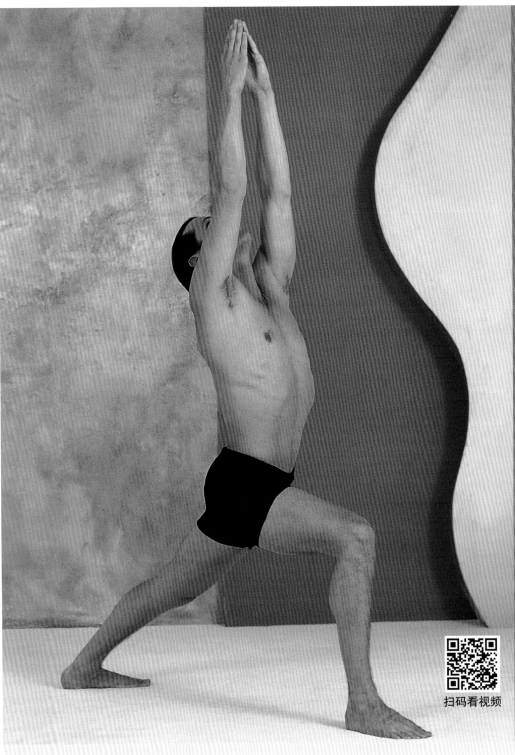

扫码看视频

益处（战士一式和战士二式）

* 紧致腿部、髋关节、腹部、背部和颈部，加强这些部位的肌肉力量。
* 增强身体两侧的平衡感。
* 灵活踝关节、膝关节、髋关节和肩关节，使它们更强壮。
* 打开胸腔，有利于深呼吸。
* 改善平衡性和注意力。

战士式有三种，这里介绍战士一式和战士二式，战士三式是一个平衡体式，在114页介绍。

动态战士一式 ☀☀

从山式开始，双腿尽量分开，注意保持身体的稳定性，两个脚跟在一条直线上（图7.24.1）。

吸气，双臂平行举过头顶，手臂、手掌和手指向上伸展，肩关节下压，扩胸（图7.24.2）。

在固定双腿和双脚的同时，自然地呼吸。右腿和右脚向外旋转90°，左脚向内旋转45°。保持双腿笔直，脚跟稳固地踩在地上。向右转动上半身和髋关节，面向正右方，保持双脚不动。吸气，手臂带动腰部以上的身体向上延展（图7.24.3）。

呼气，右膝屈曲，努力让大腿与地面平行。注意让右膝对着身体的前方，膝关节在脚跟的正上方（图7.24.4）。

尽量向上延展腹部、头部、胸部和双手。保持肩关节在髋关节的正上方，并尽量保持两侧水平。躯干挺直，位于中立位。通过拉伸腹肌，拉伸髋关节。

呼吸，不要屏气，吸气时伸直右腿，呼气时屈曲右腿进入战士一式。注意保持脊柱伸直和拉伸腹肌。

重复4~8次，以吸气为结束，并伸直双腿。然后回到面向正前方的起始体式。

左侧重复同样的动作。这是很好的静态战士一式热身练习。

静态战士一式 ☀☀

同动态战士一式的步骤，但是在呼气后保持住当时的体式，眼睛看向双手，下巴抬起，伸展脖子前侧（图7.24.5）。

保持脊柱和脖子后部伸展。注意让右腿形成一个直角。

静态战士一式时长：保持4~8个呼吸。
反向进行这个体式的步骤，回至起始体式，然后换左侧重复同样的动作。

可选手臂动作

双臂举过头顶，双手合十，拇指互扣，其他手指相互接触（图7.24.6）。

十指紧扣，把双手向上伸展，掌心向上（图7.24.7）。

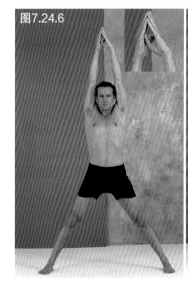

图7.24.6

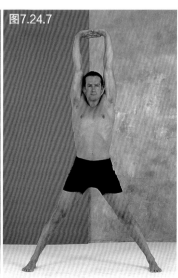

图7.24.7

25.战士二式

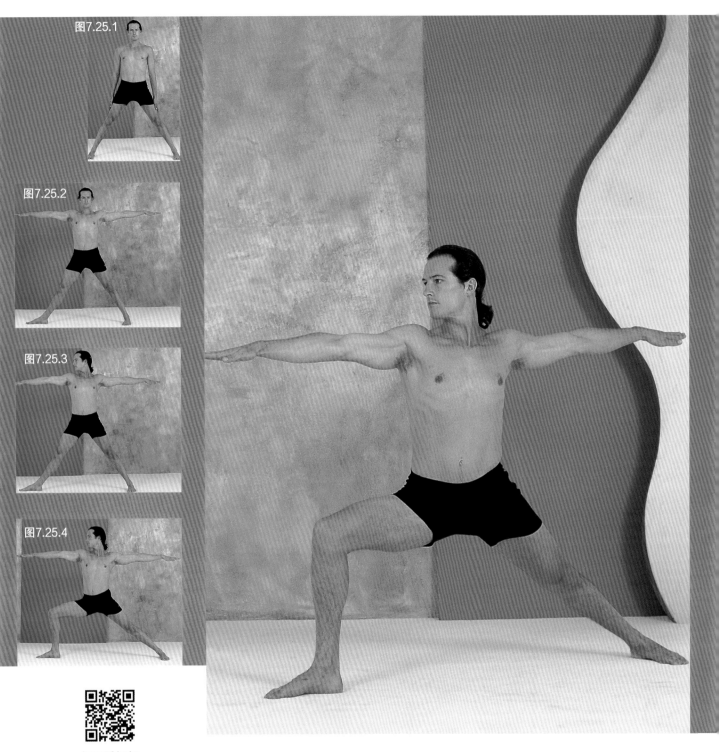

图7.25.1
图7.25.2
图7.25.3
图7.25.4

扫码看视频

动态战士二式 ☀☀

面向前方，双腿和双脚位置同战士一式。 注意双腿伸直，脚跟用力踩地（图7.25.1）。

双臂侧平举至与肩关节同高的位置，掌心向下，手指指向身体两侧的方向（图7.25.2）。

吸气，脊柱和头部向上伸展，仿佛身体长高了一样。头转向右侧，看着右手的方向（图7.25.3）。

呼气，右膝屈曲90°，注意让膝关节对着身体正右侧，膝关节在脚跟正上方。双脚稳固踩地。保持肩关节在髋关节的正上方，并尽量保持两侧水平。髋关节向后拉，从帮助髋关节对着正前方。躯干挺直，位于中立位（图7.25.4）。

双臂向两侧延展，从右手指尖到左手指尖形成一条平行于地面的直线。在整个过程中，肩关节下压，水平、放松。吸气，伸直右腿，保持躯干、双脚和头部的位置不变。

呼气，右膝弯曲，回到战士二式。重复3~6次。交替屈曲和伸直右腿，保持呼吸，不要屏气。

吸气结束，伸直右腿，回到面向身体前方、双脚平行的起始体式。左腿重复同样的动作。动态战士二式是很好的静态战士二式热身练习。

静态战士二式 ☀☀

同动态战士二式的步骤，但是在呼气后保持住当时的体式。

静态战士二式时长： 保持3~8个呼吸。

在整个过程中，脚跟要牢牢地踩在地面上，双臂向两侧伸展。吸气，伸直右腿，回到起始体式。左侧重复同样的动作，然后练习反体式。

注意事项（战士一式和战士二式）

* 练习战士式会比较耗费体力，心脏病、高血压患者，或者觉得保持这个体式不舒服的练习者，请一定小心。可以缩短保持体式的时间，如保持静态体式2~3个呼吸，或者只练习动态体式且只重复2~3次。把手放在腰上，肘关节指向身体两侧，会不那么费力，有助于把注意力集中在腿部和髋关节的动作上。

* 在保持战士一式时，千万不要扭伤自己。检查自己的脸部、咽喉和腹部，看看有没有紧张的信号。还要检查自己的呼吸是否轻松、有规律。

* 注意不要把腿分得太开，要确保两个脚跟可以踩在地面上，并且可以轻松地保持这个体式。

* 完成身体两侧的练习后，练习反体式，恢复身体的对称。

26.三角式

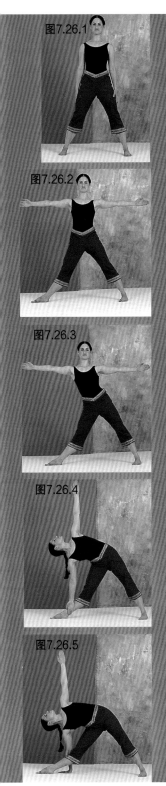

图7.26.1

图7.26.2

图7.26.3

图7.26.4

图7.26.5

扫码看视频

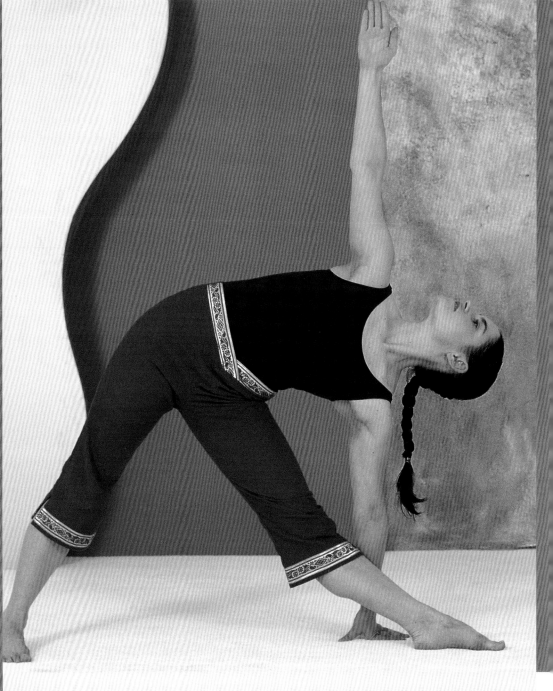

益处

* 拉伸侧腰。
* 增加髋关节、肩关节和大腿的柔韧性。
* 加强腿部肌肉力量。
* 帮助去除腰间赘肉。
* 向左侧弯曲时，能温和地按摩腹腔左侧的器官，如脾。向右侧弯曲时，可以温和地按摩肝脏。
* 通过举起一侧手臂，打开胸腔。这个体式对心轮很有好处。
* 通过拉伸脊柱，调理脊柱周围的神经。

三角式能够使身体和双腿产生几个三角形。三角式主要训练身体对体态的意识，它是少数几个侧弯的体式。

靠墙准备体式 ✸✸

从山式开始，臀部和肩关节紧贴墙壁。双腿分开，双脚平行且稳固地踩在地面上，体重均匀地分布在脚跟和脚趾上（图7.26.1）。

右脚向外旋转90°。左脚向内旋转45°。髋关节和肩关节朝向身体的正前方。向上拉伸腹部，使髋关节稍微抬高。

吸气，双臂侧举到与肩关节同高的位置，掌心朝向正前方。肩关节下压，手臂和手指贴墙，尽量伸展（图7.26.2）。

呼气，手臂带动躯干向右侧伸展，在身体向一侧倾斜时，保持肩关节水平。保持髋关节不动。吸气，手臂和手指向两侧伸展（图7.26.3）。

呼气，身体向一侧弯曲，把右手放在右腿前侧，或放在右脚后的地面上。不要向前或向后倾斜，也不要扭曲身体。左臂尽量向上伸，掌心朝前，保持身体稳定。眼睛看向左手（如果你闭上左眼，右眼应该也能看见左手）（图7.26.4，图7.26.5）。

如果脖子有问题，或者觉得头部保持这个体式很困难，可以让头部面向正前方，或者朝向右脚。保持这个体式，同时轻松地呼吸。双腿伸直，膝关节不要弯曲，保持身体的稳定性。为了保持髋关节的位置，大腿根部应向前转。

三角式 ✸✸✸

步骤同靠墙准备体式，不同的是不再借助墙来帮助保持身体的平衡和稳定。

时长： 保持3~8个呼吸。

吸气至打开的右侧胸部，注意力集中在向上拉伸左髋和肩关节（或靠墙），双臂成一条直线。吸气，反向进行这个体式的步骤，回到起始体式。左侧重复同样的动作。身体的两侧都完成这个体式后，练习反体式。

可选手部动作

把手放在右脚前的瑜伽砖上（图7.26.6）。

抓住踝关节（图7.26.7）。

右手拇指、食指和中指抓住右脚跗趾（图7.26.8）。

把手平放在右脚前面的地面上（图7.26.9）。

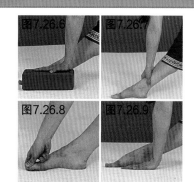

图7.26.6 图7.26.7 图7.26.8 图7.26.9

高阶体式 ✸✸✸

如果想加大侧面伸展的幅度，把左臂从左耳旁经头顶伸到身体右侧，保持手臂伸直（图7.26.10）。

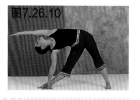

图7.26.10

注意事项

* 在练习体式时，注意不要向前向后倾斜或扭曲身体。
* 头部与脊柱成一条直线。
* 在整个过程中，大腿根部向前转，帮助保持髋关节朝向正前方。
* 身体两侧的运动幅度要相同，保证身体两侧的平衡。

* 如果很难找到平衡，先靠墙练习，对身体有信心后，再离开墙练习。
* 用对称的前屈式作为三角式的准备动作，在完成三角式后，再用同一个前屈式作为反体式。
* 用简单的侧弯动作来给侧弯体式热身。
* 所有动作都要在自己能力范围内进行。

27.反转三角式

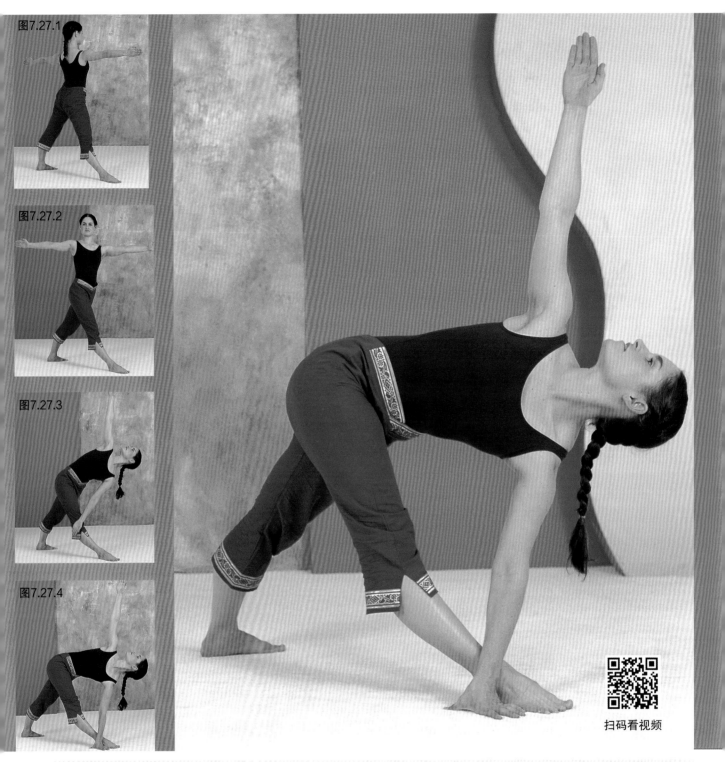

图7.27.1

图7.27.2

图7.27.3

图7.27.4

扫码看视频

益处

* 具有三角式所有的益处。

* 加强腿部肌肉，特别是股肌、腓肠肌和腘绳肌的力量。

* 增加背部和脊神经的血液供应。

* 缓解背部疼痛，加强背部肌肉力量。

* 向右侧弯时，进一步打开侧面胸腔。

* 对心轮很有好处。

* 温和地按摩腹腔脏器，改善脊柱力线。

反转三角式是三角式的延伸版本，增加了扭曲脊柱的动作，因此必须在能够轻松完成三角式之后才可以尝试反转三角式。练习完三角式直接练习反转三角式会获得很大的益处。

反转三角式 ✺✺✺

同三角式的开始步骤一样，双臂侧平举到与肩关节同高的位置，双腿伸直，身体稳定。在整个过程中，双脚踩地，特别是左脚跟，稳固地踩在地上以作为支撑身体的点（图7.27.1）。为了使身体更加稳固，可以让左脚跟靠在墙上。

吸气，伸展脊柱，延展右腿，右脚跟同时向下踩。左大腿向内旋转，身体同时转向右侧（图7.27.2）。

向上拉伸腹部，使髋关节向上伸展。躯干、头、手臂跟随髋关节一起转动，双臂向两侧伸展。保持肩关节水平，手臂与地面平行。头向后转到能力允许的范围内，眼睛向后看。

呼气，腰部向左侧弯曲，左臂放到右腿外侧，双臂在一条直线上（图7.27.3）。

伸直右手，直到指尖。尽量向一侧弯曲，把左手放在右腿外侧，或者平放在右脚的外侧或内侧。眼睛看向右手（右手指向天花板），如果闭上右眼，左眼还是可以看见右手。如果脖子不舒服，可以看向后方，或左手下方，头部与脊柱成一条直线（图7.27.4）。

时长：保持3~8个呼吸。

注意力集中在脊柱从尾骨一直到脖子的伸展上。同时注意上方手臂尽量向上延展，左脚跟向下踩。用靠近地面侧的胸部呼吸。吸气后缓慢、流畅地反向进行这个体式的步骤回到起始体式。然后练习一个反体式。

可选手部动作

把手放在瑜伽砖上（图7.27.5）。

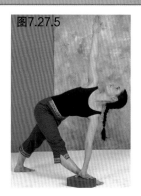

图7.27.5

注意事项

* 与三角式和所有脊柱扭转式一样，如果背部或脖子有问题，一定要小心。
* 注意不要在练习这个体式时扭伤自己，检查自己的呼吸是否轻松，面部肌肉是否绷得太紧（微笑会有帮助）。
* 保持头部与脊柱成一条直线。
* 能够轻松完成三角式之后再尝试反转三角式。
* 一定要练习反体式（前屈式）。
* 如果练习中感觉身体某个部位很紧张，可以吸气，缓慢地从这个体式回至起始体式，然后练习一个放松的反体式。
* 在练习反转三角式前，先练习简单的脊柱扭转动作为脊柱热身。

28.侧三角伸展式

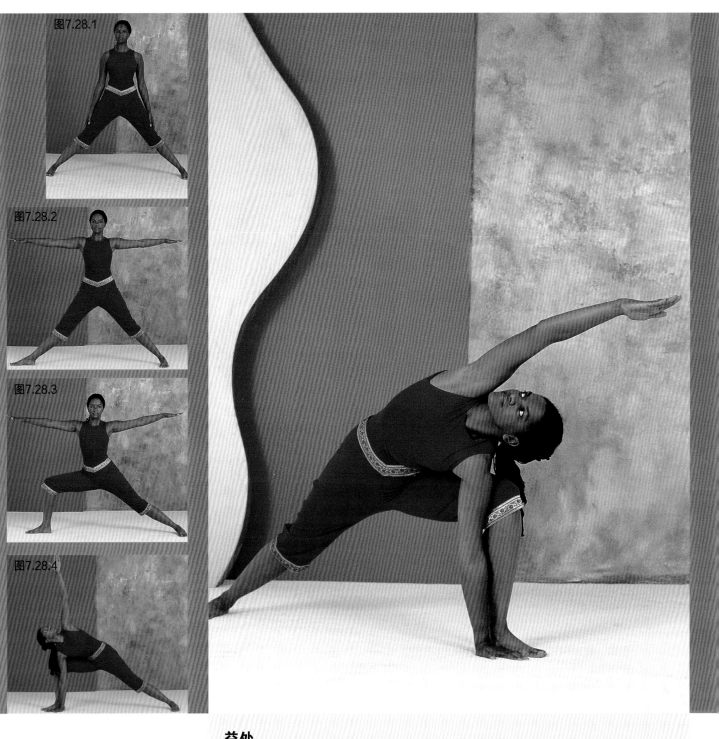

图7.28.1

图7.28.2

图7.28.3

图7.28.4

扫码看视频

益处

* 具有三角式所有的益处，但减少了对腘绳肌的拉伸，更加强调脊柱的侧面伸展和按摩腹腔脏器。

* 增加脊柱和脊神经的血液供应。
* 打开胸腔。
* 帮助塑造腰部线条。

侧三角伸展式是三角式的延伸版本，要求从手到脚成一条直线，可使身体的两侧都得到较大幅度的拉伸。

侧三角伸展式 ☀☀

以山式开始，双腿分开或跳跃打开，打开距离大于三角式，但仍要在能力允许的范围之内（图7.28.1）。

右脚向右旋转90°（指向右方），左脚稍微向右旋转一点。双腿伸直。吸气，双臂侧平举到与肩关节同高的位置（图7.28.2）。

呼气，右膝屈曲90°（右大腿与地面平行）。右膝保持在右脚跟的正上方（膝关节中立位，不要内、外旋），双脚平放在地面上。吸气，身体保持平衡（图7.28.3）。

呼气，向右侧弯曲身体，右手放在右腿前方或后方的地面上，与右脚平行。左臂垂直地面向上伸展至指尖。把左脚当成一个支点，使身体

保持平衡，并把体重放在左脚外沿和右脚跟。用右肩和右臂的力量向上支撑，帮助更好地固定右膝、右踝和右髋的位置。这样还有助于挺胸，而且左臂能更轻松地向上伸展（图7.28.4）。

保持2~3个呼吸，找到两腿相对轻松的位置。

吸气，左臂从头顶举过，伸向右侧，掌心向下，使左脚的外侧和左手及左手手指形成一条直线。

如果可以，继续向下压髋关节，增加伸展的幅度，注意保持双腿不动。尽量把左髋向上和向外打开（这样整个躯干都朝向正前方）。面向前方，眼睛看向正前方或者沿着左臂的方向向上看。

> **时长：** 保持3~8个呼吸，用上侧胸部呼吸。
> 保持双腿伸展，形成牢固的支撑。吸气，缓慢伸直右腿，反向进行这个体式的步骤回至起始体式。在伸展另一侧以前，先让双脚恢复平行，在身体两侧放松双臂几个呼吸的时间。完成两侧的体式后，练习反体式。

可选手部动作

把手放在脚前方的瑜伽砖上（图7.28.5）。

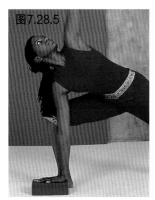

图7.28.5

高阶体式 ☀☀☀

如果能轻松地完成侧三角伸展式，把左臂放在左侧大腿下，右臂放在背后（图7.28.6）。

右手抓住左腕，左肩向上打开，眼睛向上看（图7.28.7）。

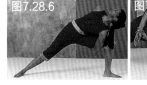

图7.28.6　图7.28.7

注意事项

* 只有在能轻松完成三角式后，才可以尝试这个体式。
* 包括三角式所有的注意事项。如果背部或脖子有问题，请一定小心。
* 在完成这个体式后练习反体式。

* 注意不要在练习这个体式时扭伤自己，检查自己的呼吸是否轻松，面部肌肉是否绷得太紧。
* 如果觉得自己身体中的某个部位紧张，吸气，缓慢地从这个体式回至起始体式，然后练习反体式或婴儿式（p.135）。

平衡体式概要

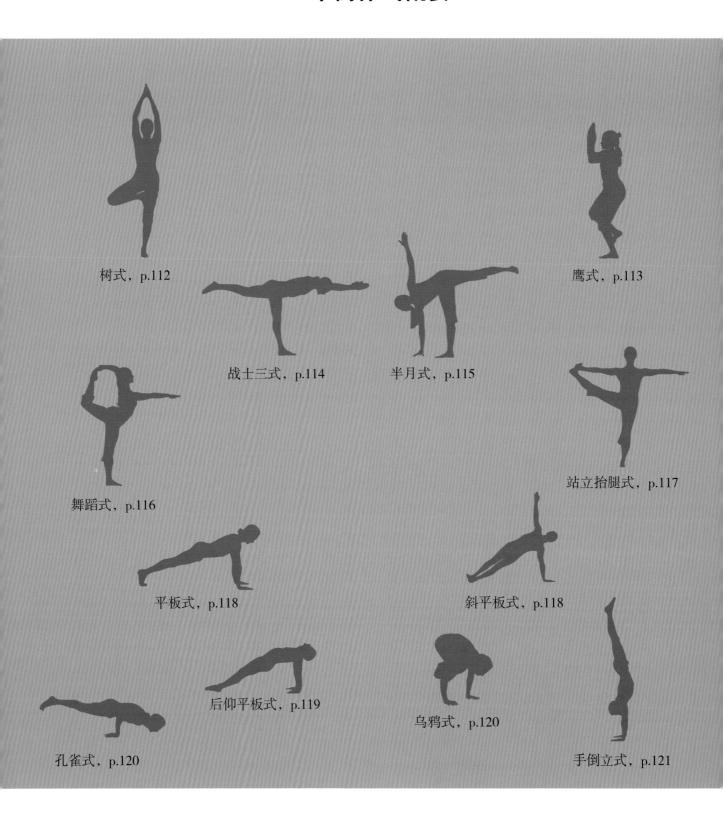

树式，p.112

鹰式，p.113

战士三式，p.114

半月式，p.115

舞蹈式，p.116

站立抬腿式，p.117

平板式，p.118

斜平板式，p.118

后仰平板式，p.119

乌鸦式，p.120

孔雀式，p.120

手倒立式，p.121

五、平衡：站姿和手臂支撑体式

瑜伽练习的平衡描述的是做出动作或维持体式的能力，是指通过有效协调地使用身体使身体灵活地移动，摆出体式。包括平衡身体的两侧，或在单腿站立时，寻找身体的中轴来平衡身体。

平衡看起来是指静态体式，实际上是指悬置身体的动态过程。每个人天生就有平衡感，可以轻松平静地保持一个体式。平衡状态下，会感觉身体强壮、各部位位于中立位，充满力量、活力和平静；大脑非常宁静安详，注意力集中。

天生的平衡感

让身体自然，动态和反向伸展有益于我们的平衡感。当身体处于直立状态，这种伸展能让双腿和双脚有一种向下的、与地面成为一体的感觉。应该还能感觉到腰部以上的身体向上伸展，脊柱延伸，头"悬浮"在肩关节上。

在单腿平衡，或非直立体式的平衡中，不同侧的手臂和腿会进行反向伸展。此时如果在脑海中想象一幅不平衡动作的画面，会有助于更好地获得和保持平衡。

毅力和注意力

为了保持平衡，我们必须挑战身体的限度和毅力，并很好地检测大脑的注意力。当身体接近这些一般来说非常令人挫败的限度时，一定要温柔地对待自己，坚持不懈，提高自己的毅力和注意力。不要尝试更加困难的体式，而是更加有意识地练习，这样就可以释放不必要的紧张，进入一种轻松和平衡的状态，并且顺畅地呼吸。

保持平衡是一种很有效的方法，可以帮助我们培养一种内在的平稳和宁静的状态。因此，如果想达到冥想时需要的精神集中状态，这些体式是最好的基础训练。

开始之前

* 所有平衡的站姿都从山式（p.94）开始，它能确保身体以平稳和中立位的状态为基础。

* 头部居中，找一个眼睛水平线上的点，并缓缓地让眼睛停留在那个点上，在整个过程中保持视线集中。试着闭上双眼或移动眼睛的焦点，然后看看保持平衡是不是变得更难了。

* 温和地对待自己，特别是在开始的时候。让自己使用墙壁或椅子进行支撑，以帮助自己更容易地找到平衡。

* 让脚牢固地踩在地面上，脚趾分开。不要内、外旋脚，也不要弯曲脚趾。

* 记住要通过呼吸来保持体式的活跃性。

* 感觉身体两侧的拉伸有助于不再把注意力放在保持平衡的那只脚上，并有助于保持身体居中。

* 注意不要保持一个平衡体式太久，以免造成损伤。最好保持一个体式比较短的时间，然后做几次恢复性呼吸，进行一个放松体式，如婴儿式（p.135），再重复前面的平衡体式。

* 脸上挂着放松的微笑可使人奇迹般地具备轻松保持平衡的能力。

29.树式

树式使身体向上伸展，对于初学平衡体式的练习者，最好从树式开始。

时长：树式包括其变式都要保持3~8个呼吸，甚至16个呼吸。

主要用胸腔呼吸，同时放松肩关节，稍微收腹以支撑腰背部（孕妇除外）。把注意力集中在温和地伸展脊柱和脖子，以及脚着地的感觉上。如果站立不稳不能保持，重新开始即可。身体两侧保持体式的时长应该相同。两侧都完成后，练习放松体式，如婴儿式（p.135）或摊尸式（p.134），保持几个呼吸的时间。

图7.29.1　　　　图7.29.2　　　　图7.29.3

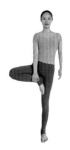 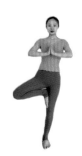 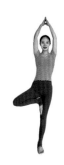

图7.29.4

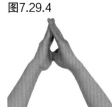

扫码看视频

树式✿✿✿

屈曲右膝，用手把右脚跟放在左腿内侧尽量高的位置，如果能放在左腹股沟处更好。右脚脚趾朝下，膝关节朝向右侧。髋关节、躯干和肩关节朝向前方。不要让上半身向下沉，也不要上抬右髋（图7.29.1）。

双手胸前合十。保持这个体式，感觉头部和脚分别向上下伸展。右脚抵住左腿，帮助保持这个体式（图7.29.2）。

左腿完成树式后，回到山式，换腿重复同样的动作。

可选手部动作

双手合十，举过头顶，手指指向上方。感觉到双手和踩地的脚向不同方向伸展（图7.29.3，图7.29.4）。

半莲花树式✿✿✿

同树式的步骤，但是屈曲的腿保持半莲花式（图7.29.5）。

图7.29.5

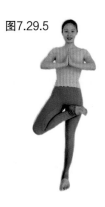

所有平衡站姿的益处

* 平衡站姿能够加强腿部、膝关节、踝关节和脚部的肌肉力量。
* 有助于改善躯干、腹部和背部肌肉的平衡性。

* 拉伸脊柱。
* 手的平衡体式能够加强手臂、腹部和背部甚至腿部的肌肉力量。

30.鹰式

图7.30.1　图7.30.2

图7.30.3　图7.30.4

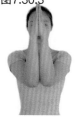

图7.30.5

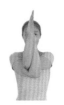

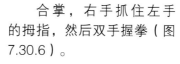

鹰式 ✵✵✵

　　稍微屈曲膝关节（图7.30.1）

　　左腿在右腿前方交叉，两条大腿互相接触，让左脚包住或钩住右腿的后面（正好位于小腿下方或踝关节处）（图7.30.2）。

　　屈曲肘关节，前臂和双手向上伸展，尽量把肘关节抬到与肩关节同高的位置（图7.30.3）。

　　左前臂与右前臂交叉，左臂位于右肘关节里面（图7.30.4）。

　　右前臂与左前臂的前端交叉，两手掌接触，保持手指伸展，眼睛水平看向双手，双臂和双腿互相挤压（图7.30.5）。

　　用右脚保持平衡，然后回到山式，换另一侧重复同样的动作。注意力集中在保持手臂和视线居中，身体挺直，以及膝关节朝向正前方上。头部和踩地的脚向相反的方向伸展。

可选手部动作

　　合掌，右手抓住左手的拇指，然后双手握拳（图7.30.6）。

图7.30.6

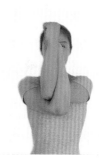

扫码看视频

所有平衡体式的注意事项

* 平衡体式比较费力，在练习时应该格外小心，特别是高血压和心脏病患者。
* 总是从最简单的平衡体式开始。
* 应该在感觉舒适的前提下保持平衡体式，

并记住不要屏气，使平衡体式充满生机和活力。
* 孕妇只可进行最简单的平衡体式，如树式（p.112）。

31.战士三式✷✷✷

战士三式是战士一式的延伸体式，通过一条腿保持平衡，且手臂、躯干和抬起来的腿成一条与地面平行的直线。在练习战士三式之前，请先练习战士一式和战士二式（p.100和p.102），以及后背弯曲的体式，如蝗虫式（p.74）和眼镜蛇式（p.72），以构建战士三式所需的力量。

腿和脚的位置同战士一式（p.100），左腿在前，屈曲90°，大腿与地面保持平行，双臂放在身体两侧（图7.31.1）。

吸气，先向前，再向上抬起双臂，双臂位于耳朵旁边，手指尽量向上伸展。面朝前，眼睛看向前方；头与脊柱成一条直线。肩关节下压（图7.31.2）。

呼气，上半身向前屈，双臂向前伸展，躯干和双臂与地面平行。右腿伸直，左脚牢固地踩在地面上。吸气，感觉手臂和右腿的反向伸展（图7.31.3）

呼气，手臂保持向前伸展，身体重量移到左腿和左脚，左膝依然朝向前方。眼睛看向地面，或者看着伸展的双手。

抬右腿，伸直，脚趾朝向后方。感觉手指和右脚趾的反向伸展（图7.31.4）。

初学者可以抓住椅子的靠背或者双手撑墙保持稳定。

保持平衡，或者进一步在呼气时伸直左腿，同时保持身体其他部位不动。在保持平衡的同时，把注意力放在左腿伸直和手指与右脚的反向伸展上。腰部以上身体向前伸展，抬起来的腿向后伸展。眼睛看向地面或双手的方向（图7.31.5，图7.31.6）。

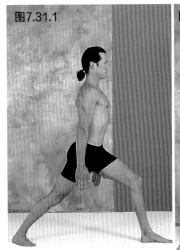
图7.31.1

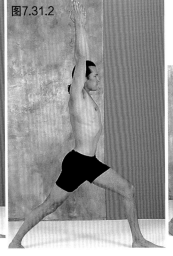
图7.31.2

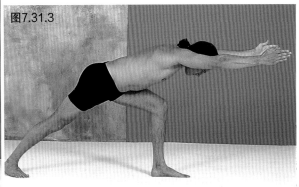
图7.31.3

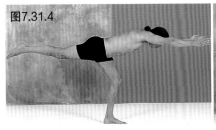
图7.31.4

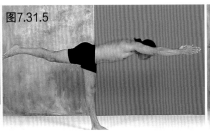
图7.31.5

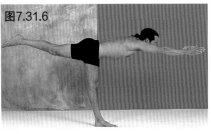
图7.31.6

扫码看视频

32.半月式❋❋❋

半月式是三角式的延伸体式，只有在能够轻松地完成三角式或侧三角伸展式之后，才能尝试半月式。

以三角式（p.104）作为开始，身体向右侧伸展，右膝屈曲，右手放在脚边的地面上。呼气，把右臂转动到身体一侧，拱起手背，指尖撑地，右手位于右脚后方，距离右脚有一段适当的距离。同时，把身体重量放在右脚上，左脚稍微向内旋转，使用右手支撑（图7.32.1）。

在整个过程中，保持左腿伸直。左手可以放在身体的一侧，也可以像三角式那样抬起来垂直向上伸展。眼睛看向右手，以帮助找到平衡。如果右手触地面比较困难，可以用瑜伽砖辅助（图7.32.2）。

吸气，打开肩关节和左髋，转动身体朝向前方。呼气抬起左腿，同时伸直右腿。通过右脚找到平衡，用右手支撑身体（图7.32.3）。

躯干向左旋转，打开肩关节和左髋。右大腿向外旋转，以避免右腿向后仰。左腿与地面平行，同时向内旋转，左膝关节朝向前方。

通过左手向上伸展，更好地平衡身体。如果觉得这个体式很稳固，可以抬起头，眼睛看向左手的方向（图7.32.4）。

反向进行这个体式的步骤回到起始体式。让双脚居中，然后换左侧支撑重复同样的动作。最后练习反体式（前屈式）。

靠墙练习半月式，直到找到自信，并掌握这个体式各个部位的位置为止。

扫码看视频

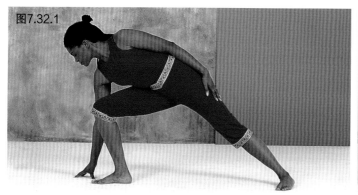

图7.32.1

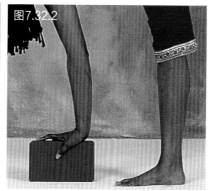

图7.32.2

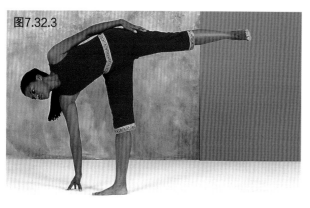

图7.32.3

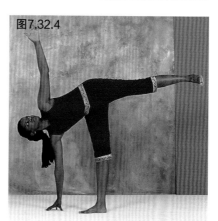

图7.32.4

33.舞蹈式

舞蹈式又称站立拉弓式。为了让身体具备舞蹈式所需的力量和柔韧性，请先练习后仰式。半舞蹈式也会使身体获得完成完整体式所需的力量和柔韧性。

准备体式 ☀☀

从山式开始，左臂向前向上伸展至与肩关节同高的位置，掌心向下。身体重量移至左腿，保持左膝向上伸展。右膝向后屈曲，双膝互相接触，右脚尽量靠近臀部。右手抓住右脚外侧（图7.33.1）。保持平衡，然后回到山式，左腿重复同样的动作。

半舞蹈式 ☀☀☀

以准备体式开始，右手抓住右踝关节外侧。

尽量在身后抬高右腿，用右手辅助。保持右腿位于身后，大腿前侧朝向下方。右臂向后伸直，同时左臂向前伸直，双臂与肩关节同高（这样你就能感觉双臂之间的反向伸展）（图7.33.2）。

保持平衡，然后回到山式，换左腿重复。

舞蹈式 ☀☀☀☀

以半舞蹈式开始，右臂向外旋转，同时向后伸展，右手食指和中指或中指和无名指抓住右脚踇趾（请选择合适的方式）。

在体后抬高右腿，用右臂和右手辅助。

在抬腿的同时，向内旋转右肘关节，使它朝向上方，且靠近耳朵。左臂向前伸展，与肩关节同高，掌心向下（图7.33.3）。

保持平衡，然后慢慢回到山式，换左腿重复。

在找到舞蹈式平衡的同时，头与踩地的脚，以及双臂之间，都存在反向伸展。

在整个过程中，眼睛看向正前方。

以前屈式如婴儿式（p.135）作为反体式。

扫码看视频

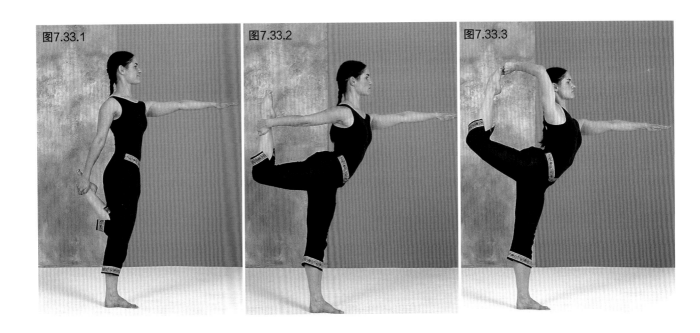

图7.33.1　图7.33.2　图7.33.3

34.站立抬腿式

站立抬腿式可加强双腿和背部肌肉力量。练习前屈体式，如头碰膝前屈伸展式（p.56），有助于加强维持身体力线的肌肉，尤其是臀肌，这些肌肉与成功完成站立抬腿式有关。

准备体式 ☀☀

从山式开始，把手放在身体两侧或腰间，肩关节水平，挺胸。

吸气，右膝在体前屈曲并抬起，右手拇指和其他两个手指抓住脚外侧或踇趾。用手把脚尽量朝向腹股沟拉，膝关节指向前方。右髋稍微向后拉，使双髋水平，面向前方（图7.34.1）。

找到平衡，然后回到山式，换左腿重复。

站立抬腿式 ☀☀☀

以准备体式开始，伸展右腿，手依然抓着右脚或右脚踇趾。稍微向后拉右髋和右肩关节，使肩关节和髋关节朝向前方。如果想要增加伸展的幅度，保持脊柱和双腿伸直，让抬起来的腿靠近胸部，躯干向下靠近抬起的腿（图7.34.2）。

保持平衡，然后回到山式，换左腿重复。注意力集中在反向伸展头和踩地的脚上。注意在右腿伸展时，保持右髋和右肩关节向后。

可选体式

为了更好地感觉髋关节的力线和保持平衡，可以把腿放在身体前方牢固的架子上。

腿部侧伸展 ☀☀☀

同站立抬腿式的步骤。抬起右腿，右腿转至右侧。右手抓住右脚或右脚踇趾。尽量保持双髋水平，朝向前方，躯干中立位（避免躯干向左、向前或向后倾斜）。

一旦找到平衡，左臂向左侧伸展，双臂与地面平行（图7.34.3）。也可以先将右腿放在牢固的架子上练习，可以轻松完成有支撑的体式后，再练习无支撑的体式。

扫码看视频

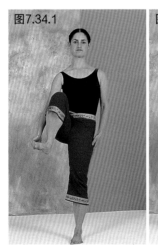

图7.34.1

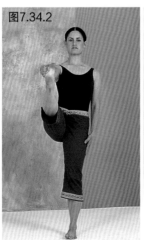

图7.34.2

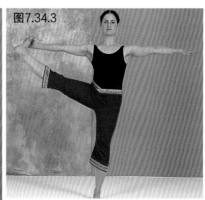

图7.34.3

靠手臂支撑的平衡

手臂支撑的平衡体式需要一定的躯干和手臂力量，反过来，练习手臂平衡体式也有助于增强躯干和手臂力量。要从最简单的体式开始练习，它们能帮助练习者获得完成复杂体式所需的腰部、前臂、上臂和肩关节力量。手臂平衡体式还能增强腹部和背部肌肉力量。

注意：只练习能轻松完成的体式，不要保持这些体式太长时间，以免造成运动损伤。

时长：所有手的平衡体式都建议保持3~8个呼吸，如果练习者能力许可，可以适当延长保持体式的时间。练习身体两侧不对称平衡体式时，两侧保持呼吸的次数应该相同。

35.平板式☀☀

以四脚板凳式开始，双手位于肩关节正下方，膝关节位于髋关节正下方。然后伸直双腿，一次只伸直一条腿，脚尖回勾。保持肩关节抬起的感觉（图7.35.1）。

保持身体成一条直线。不要让髋关节塌下来，使其与身体其他部分不成直线，而且这样有扭伤后背的风险。眼睛看向两手之间或两手前方。

保持这个平衡体式时，头顶和脚跟有反向拉伸的感觉。

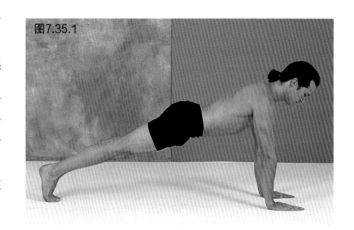

图7.35.1

36.斜平板式☀☀

斜平板式又称单手平衡式。

从平板式开始，把整个身体转向右侧，左脚外侧支撑身体重量，面向前方。

抬起右臂，手臂、手掌和手指垂直向上伸展。躯干、髋关节与双腿成一条直线，不要让任何一部分向下塌。左肩向前旋转，有一种左肩关节上提的感觉，这样会很有帮助。眼睛看向前方（图7.36.1）。

回到平板式，然后换右侧支撑。也可以先用右侧支撑完成斜平板式。身体两侧都完成斜平板式后，练习婴儿式（p.135），保持几个呼吸的时间。

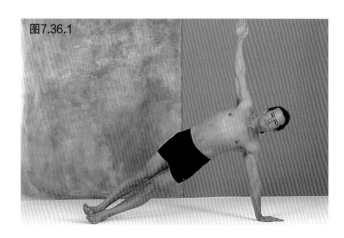

图7.36.1

扫码看视频

腿部平衡体式 ✹✹✹

从斜平板式开始，右膝屈曲，让它面向前方。右手拇指、食指和中指抓住右脚或右脚蹬趾，右臂位于右腿前方。然后右腿和右臂向上伸直。眼睛看向右手或者看向前方。右臂和右腿都有向上提拉的感觉（图7.36.2）。

回到平板式，换左侧重复同样的动作。

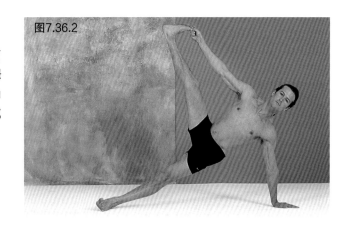

图7.36.2

扫码看视频

37.后仰平板式 ✹✹

后仰平板式又称反台式。脖子有问题不可以练习这个体式。

坐姿，双腿向前伸直，双臂放在身体两侧，臀部后外侧，指尖朝前或者朝后均可（图7.37.1）。在进入后仰平板式之前，用胸部深呼吸几次。

用胸部深深地吸气，尽量抬高髋关节和胸部，保持双腿伸直，双脚尽量平放在地面上。头向后仰（图7.37.2）。

然后回到坐姿，休息一下，上半身向前屈（如放松的背部伸展式一样）或练习婴儿式（p.135）。这个体式也可以作为后仰式练习，或者作为前屈式的反体式练习。

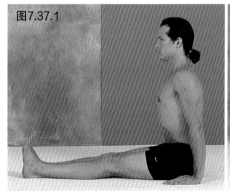

图7.37.1

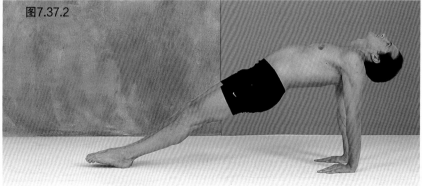

图7.37.2

高阶体式 ✹✹✹

从后仰平板式开始，一条腿抬离地面。找到平衡，保持双腿伸直。然后换另一条腿抬高（图7.37.3）。

从后仰平板式开始，双脚着地，一条手臂垂直向上伸展。平衡以后，换另一条手臂重复这个动作（图7.37.4）。

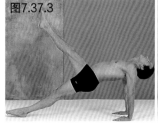

图7.37.3

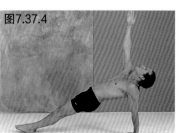

图7.37.4

扫码看视频

38.乌鸦式 ❋❋❋

乌鸦式也称为鹤式。

蹲在地上，双脚并拢，双膝向两侧打开。双手平放在身体前方的地面上，十指张开。肘关节屈曲，身体向前屈。眼睛看着地面，找到一个注视点，有助于更好地保持平衡（图7.38.1）。

抬起脚跟，身体进一步向前屈，胫骨靠在上臂后侧，尽量位于靠近腋下的位置（图7.38.2）。

手臂和手掌支撑身体重量，保持双臂屈曲，双脚抬离地面，尽量靠近臀部。弓背，收腹，双腿夹双臂。这样有助于在保持体式时，感觉更加轻盈，稍微抬起头部，看向身体前方，保持平衡，不要让身体向前倒（图7.38.3）。

如果可以，伸直双臂，并保持平衡（图7.38.4）。回到蹲着的起始体式，用婴儿式（p.135）或摊尸式（p.134）放松，并保持几个呼吸的时间。

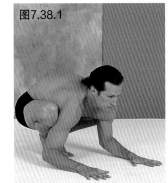
图7.38.1

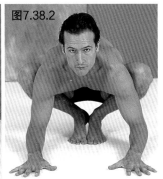
图7.38.2

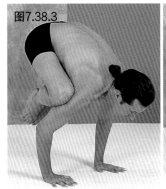
图7.38.3

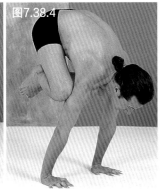
图7.38.4

39.孔雀式 ❋❋❋

高阶孔雀式像孔雀开屏，因此得名。因为需要手臂支撑腹部，大多数练习者都觉得孔雀式比乌鸦式费力。

跪姿，臀部坐在腿上，双手并排放在地面上，手指朝向身体，前臂内侧面朝前。肘关节相互靠近（图7.39.1）。

身体向前屈，屈曲肘关节，腹部靠在肘关节上（图7.39.2）。

小心地进一步前屈，双手和双脚支撑身体重量，脚尖点地（图7.39.3）。

身体重量移至双手，双脚抬起。如果身体重量没有平均放在双手上，双腿不要离地。保持双腿伸直，并与地面平行（图7.39.4）。

保持平衡，轻轻地呼吸。肘关节对腹部的压力可以按摩腹部，帮助消化。反向进行这个体式的步骤，回到跪姿起始体式。缓慢而又小心地从一个动作进行到下一个动作。

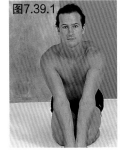
图7.39.1

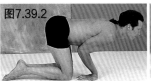
图7.39.2

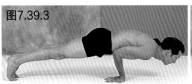
图7.39.3

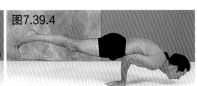
图7.39.4

高阶体式 ✹✹✹✹

由前边的体式开始。尽量把腿抬高，既可以让头贴着地面，也可以把下巴贴着地面。双腿与脊柱成一条直线（图7.39.5）。

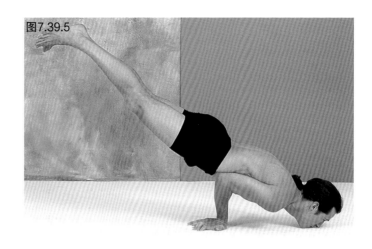
图7.39.5

40.手倒立式

手倒立式需要强壮的手臂和肩关节肌肉，而且在练习时应该格外小心。请先练习下犬式（p.80），使手臂具备相应的力量。记住这是个倒立的体式，所以如果你患有高血压、心脏病或者其他任何不允许倒立的眼睛疾病，不要进行手倒立式。

靠墙手倒立式 ✹✹✹

面朝墙站立。双手放在地上，双臂分开与肩同宽，手指朝向墙壁。伸直肘关节，双脚朝向双手移动（图7.40.1）。

呼气，向上跳起一条腿，靠着墙面，然后抬起另一条腿（图7.40.2），双脚都靠在墙上。

肩关节向上伸展，双臂伸直，双手支撑在地面上，双腿平行并拢。眼睛看向前方或双手（图7.40.3）。

不靠墙手倒立式 ✹✹✹✹

非常资深的高阶练习者可以练习双腿同时跳起，马上进入手倒立的体式（如从一开始就双腿并拢）。

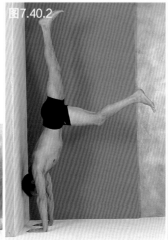
图7.40.2

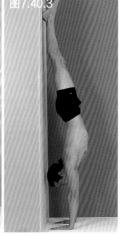
图7.40.3

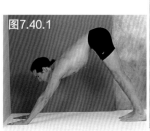
图7.40.1

倒立体式概要

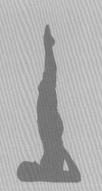

肩倒立式，p.124

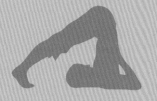

犁式，p.126

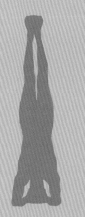

头倒立式，p.128

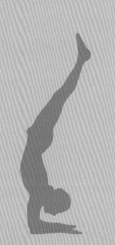

蝎子式，p.131

保持倒立体式的时长： 每个体式保持3~16个呼吸。如果练习者能力许可，还可以保持更长的时间。

反体式： 不管练习何种倒立式，练习以后，都建议练习反体式。然后，练习山式（p.94），保持几个呼吸的时间，再用摊尸式（p.134）放松，这样会很有益处，有助于在倒立以后，让血液循环恢复正常。

注意事项

有些疾病不适合倒立。如果不知道自己所患疾病是否可以练习倒立，请在练习之前咨询医生或物理治疗师。

有以下情况者不要倒立：

* 患有心脏病。

* 患有高血压（即使血压经服药已经得以控制）。

* 患有眼疾，如视网膜脱离。

* 患有不适合倒立的耳疾。

* 孕妇。孕妇只有在非常熟练的情况下，才可

六、倒立体式

我们经常看到孩子在活动场地里跳来跳去、翻筋斗、倒挂或者侧手翻。这么做能让他们更加健康、充满活力，因为这些动作可使血液循环、协调性和平衡感会时不时地面临新情况，或遇到挑战。

我们长大以后，变得没那么活跃，这也是导致血液循环和身体能量下降、青春活力不再的主要因素。瑜伽提供了一种锻炼方式，我们扭转、弯曲和倒置身体，从而锻炼心脏和身体其他部位的肌肉。

倒立体式是瑜伽练习中不可或缺的一部分。它们通过各种各样的方式影响身体功能，使我们身心受益，而且这些体式还能使整个身体系统重新充满活力。例如，练习瑜伽可以消除疲劳，缓解失眠、头痛、静脉曲张、消化系统疾病，以及过多的紧张和焦虑情绪。有些练习者甚至认为倒立体式，特别是头倒立式，是自己的万能药。

免疫系统

倒立体式能够改善免疫系统的功能。许多人的血液循环不好，从而导致他们身体的组织无法得到足够的营养，也无法得到新生。倒立体式能改善体内的血液循环，帮助缺少营养的组织获得养分，并调理内分泌系统。

倒立体式还能让消化系统得到休息，使腹肌和内脏重新获得动力。因此，通过将身体倒置，那些变得行动迟缓的内脏器官又重新活跃起来。身体倒立还能把心脏放在反地心引力的位置，从而使它得到应有的休息。

消除紧张情绪

倒立体式有助于减轻身体紧张。身体过度紧张有可能限制血液循环。当整个身体（特别是躯干）处于反地心引力的体式时，可以轻易地进入放松的状态。

倒立体式还能在人体老化的过程中抵消地心引力的拉扯。通过使脊柱得到伸展和变得有柔韧性，有助于脊髓和从脊神经的健康，从而使整个身体一直到老化以后，还能轻松地获得养分和能量。

倒立体式使面部组织获得了更多血液供应，所以脸上的皱纹会减少，甚至消失。

让大脑恢复活力

倒立体式可增加大脑的血液供应，改善记忆力，使注意力更加集中，而且使练习者更加有毅力，从而提高冥想练习的质量。

松果体和脑垂体

从更加微妙的层面上来说，倒立体式主要锻炼顶轮——位于头顶的能源中心。顶轮与位于头部的松果体密切相关。松果体与意识和精神有关。

倒立体式能滋养脑垂体，脑垂体能分泌多种激素。

头倒立式主要对松果体和脑垂体有益。肩倒立式主要对与新陈代谢有关的甲状腺有益。

以练习倒立体式，即便如此，最好也要靠墙练习，或使用椅子支撑身体。不要在孕期后三个月练习倒立。

* 月经期。
* 脖子或身体其他部位疼痛或不舒服。通常，身体力线不正确时，很容易受伤。因此，在身体有不适时，练习之前要咨询瑜伽老师。

41.肩倒立式

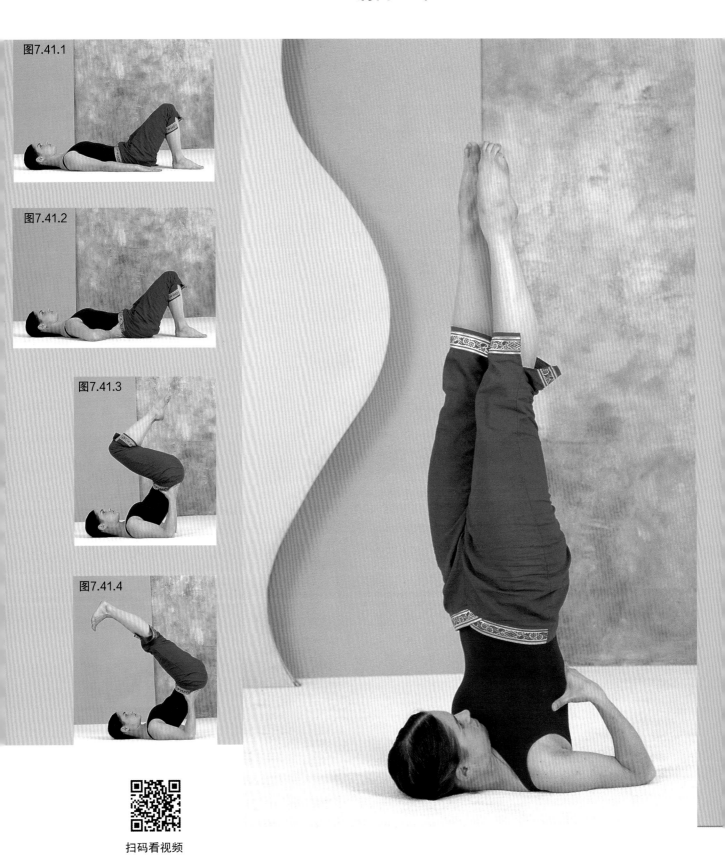

图7.41.1

图7.41.2

图7.41.3

图7.41.4

扫码看视频

肩倒立式可让所有身体部位受益。肩倒立式可以锻炼喉穴，增加大脑的血液供应，从而使大脑获得养分。千万不要在进行肩倒立时，随便转动头部。如果练习中的身体部位感到不舒服，请退出这个体式，并进入一个放松体式。

准备体式：倒箭式 ☀☀

仰卧，膝关节屈曲，脚底踩地，双腿并拢（图7.41.1）。

双手放在腰间，拇指在腰的两侧，其他手指放在背部下方，用来支撑身体（图7.41.2）。

呼气，抬膝关节至腹部上方，保持双腿屈曲，并抬起躯干。双手支撑背部，肘关节压地。尽量让两个肘关节靠近，保持双手水平（图7.41.3）。

朝向斜上方伸直双腿，找到平衡（图7.41.4）。双手支撑住背部，慢慢地落下躯干，回至起始体式。

肩倒立式 ☀☀☀

从倒箭式开始。

吸气，进一步前推髋关节，胸部靠近下巴，双腿和躯干垂直于地面。尽量让两个肘关节靠近，双手放在上背部。

找到这个体式的放松点，放松脚尖或伸直脚尖，头居中，脖子放松。保持从胸部到脚尖成一条直线，保持双腿并拢。轻松地呼吸。

双手支撑背部，缓慢地回到仰卧的起始体式。然后练习反体式，如鱼式（p.78），打开咽喉和胸部。还可以在练习反体式之前，直接从肩倒立式进入犁式（p.126）。

准备体式：靠墙肩倒立式 ☀

仰卧，髋关节不要贴墙，略微离开墙壁一定的距离，否则双脚无法放在墙上。膝关节屈曲，脚踩墙，双腿平行，分开与髋同宽（图7.41.5）。

双脚沿墙壁向上移动，同时向前推腰背部和髋关节（图7.41.6）。

当双脚到达最高点，胸部可以抵住下巴。本体式可以单独练习，也可以作为肩倒立式的准备动作（图7.41.7）。

其他选择：肩下垫毯子

可以稍微把肩关节抬离地面（图7.41.8）。

图7.41.8

放松体式

靠墙仰卧，髋下垫毯子，双腿靠墙。双臂贴地，向头顶方向伸直（图7.41.9，图7.41.10）。倒箭式可以很好地放松双腿，对腿部疾病如静脉曲张非常有好处；还能在瑜伽练习或久站后，放松大腿。

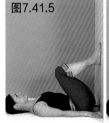
图7.41.5

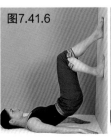
图7.41.6

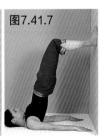
图7.41.7

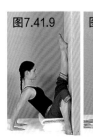
图7.41.9

图7.41.10

42.犁式

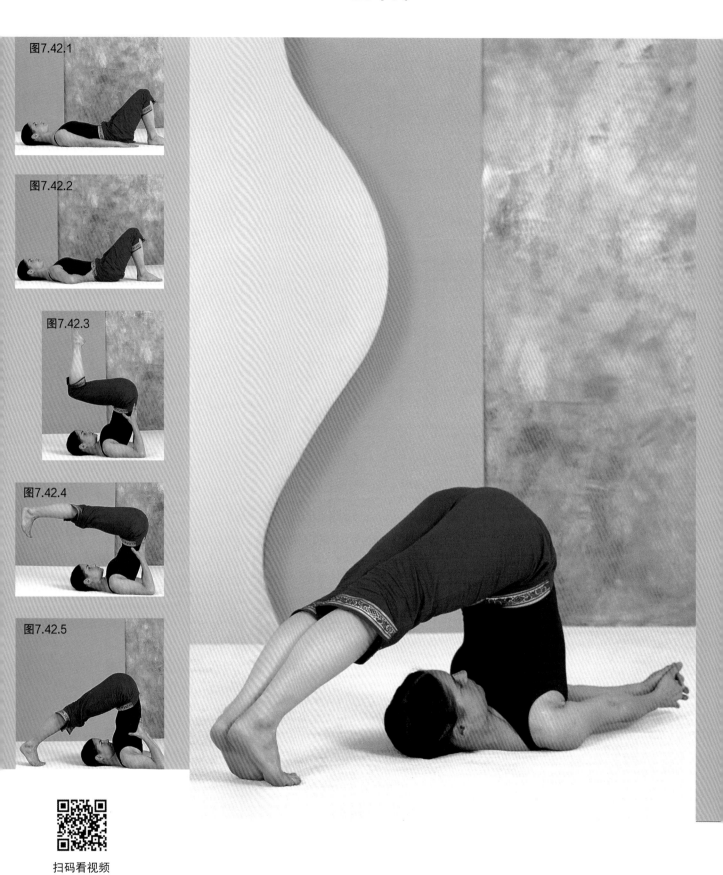

图7.42.1

图7.42.2

图7.42.3

图7.42.4

图7.42.5

扫码看视频

犁式能够锻炼喉轮，并增加大脑的血液供应，从而使大脑获得养分；可以把能量带到头部，并让这种能量帮助大脑和精神进入更好的状态，放松大脑和神经系统。犁式使整个脊柱得到伸展，从而缓解脊柱的压力和疾病症状。练习犁式一定要小心。

准备体式：半犁式 ☀☀

以肩倒立式开始，膝关节屈曲，脚踩地（图7.42.1）。

双手放在腰后，与肩倒立式一样（图7.42.2）。

弯曲脊柱，同时抬髋关节离开地面。把膝关节和大腿举到腹部上方（图7.42.3）。

伸直双腿，与地面平行。肘关节压地，帮助髋关节移到肩关节上方，并让胸部靠近下巴。双脚放松或伸直（图7.42.4）。

犁式 ☀☀☀

由半犁式开始，脚尖触地，双腿伸直（图7.42.5）。

如果能轻松地保持这个体式，可以向体后伸直双臂，掌心向下，或者紧握双手；也可以在头顶方向伸直双臂。找到这个体式的放松点。注意在整个过程中，保持头部和脖子居中。

缓慢地屈曲膝关节，双手支撑脊柱，反向进行这个体式的各个步骤，回到仰卧的起始体式。然后练习反体式，如鱼式（p.78）或其他简单的后仰式，从而使咽喉和胸部得到伸展。

其他选择：肩下垫毯子

可以稍微把肩关节抬离地面（图7.42.6）。

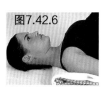
图7.42.6

放松体式：椅子辅助半犁式

双腿放在椅子上，双臂在头顶方向伸直、放松（图7.42.7）。

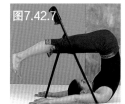
图7.42.7

耳压式 ☀☀☀

由犁式开始，膝关节屈曲触地，靠近耳朵。双手抱住双腿，进行支撑。这个体式可使腰椎得到很好的伸展。如果觉得颈部肌肉拉得太紧，试着把双腿放在脖子上，作为支撑，同时放松膝关节，让它们贴近耳朵。

可选手的体式

双手抓住脚跟或小腿（图7.42.8，图7.42.9）。

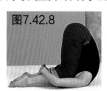
图7.42.8

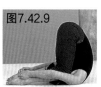
图7.42.9

高阶体式 ☀☀☀

伸直脚尖（图7.42.10）。

分开双腿，脚尖点地；双臂向身体两侧伸展，双手分别抓住双脚拇趾（图7.42.11）。

双手支撑背部，双脚移到右侧，直到髋关节和腰背部扭曲，而且双脚都在肩关节的右侧。保持脊柱居中（图7.42.12）。然后双脚移至左侧。身体两侧保持的时间相同，然后回到犁式或耳压式，使身体恢复对称。

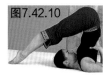
图7.42.10

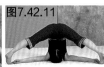
图7.42.11

图7.42.12

43.头倒立式

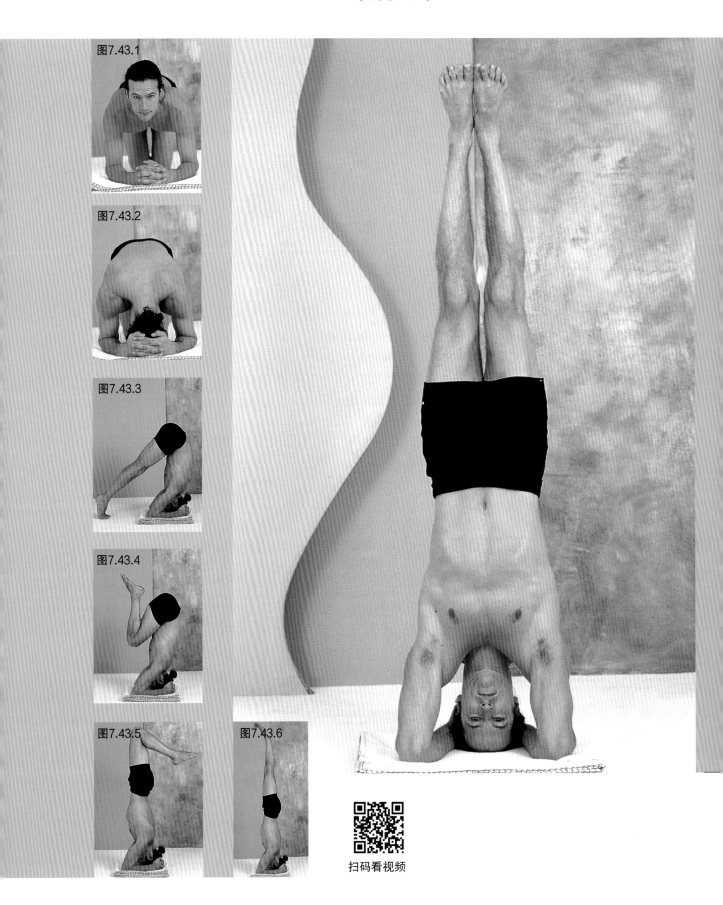

图7.43.1

图7.43.2

图7.43.3

图7.43.4

图7.43.5

图7.43.6

扫码看视频

因为能滋养头部，头倒立式被认为是体式之王。如果脖子有问题，不要练习头倒立式，可练习兔子式，并用双臂支撑。在练习以下头倒立式或相关体式时，可在头下垫一个毯子，这样头部可以放在一个柔软而又有缓冲的平面上。

准备体式和头倒立式 ☀☀☀

双膝和双前臂着地，坐在脚跟上。十指紧扣，手掌和肘关节都放在身体前方的地面上，掌心向内，两个肘关节分开（图7.43.1）。

头顶贴地，头靠近双手（图7.43.2）。

脚尖点地，伸直双腿。朝向躯干移动双脚，直至躯干和髋关节垂直抬起。收腹，同时向后推髋关节（图7.43.3）。

如果可以轻松地保持这个体式，可以练习下面的动作。否则，请先练习这个体式，为完整的头倒立式做准备。

膝关节屈曲，抬起双腿，大腿紧贴腹部，躯干垂直于地面。在整个过程中，保持双腿并拢，通过头部和前臂保持平衡（图7.43.4）。

保持身体和肩关节上抬的感觉。

如果可以轻松地保持这个体式，可以练习下面的动作。否则，请先练习这个体式。

向前推髋关节的同时，抬起膝关节并向后推，以使大腿与躯干成一条直线。膝关节指向上方，双脚垂在身后（图7.43.5）。

伸直双腿，使整个身体成一条垂直于地面的直线。脚可以放松，也可以绷直（图7.43.6）。

也可以靠墙练习头倒立式，然后逐渐离开墙壁一小段距离，以在需要的时候靠着墙壁。

最终，可以在房间中间完成这个体式。

时长： 保持3~6个呼吸的时间，或者更长。

小心缓慢地反向进行各个步骤回到起始体式，然后进入婴儿式（p.135），头下垫两个拳头，以使头和脖子有一定的支撑，并与脊柱成一条直线。保持几个呼吸的时间，然后缓慢地恢复直立的体式。

可选手的体式

双手在头前平放在地面上，手指朝向额头，双臂分开与肩同宽（图7.43.7）。

双手支撑头倒立，同时肘关节抬起，上臂与地面平行（图7.43.8）。

准备体式：兔子式 ☀☀

从婴儿式（p.135）开始，双手和前臂放在地面上（掌心向下），手与耳朵平行（图7.43.9）。

轻推脊柱下段，躯干拱起，头顶贴地，双臂支撑地面，不要让脖子承受任何压力。保持这个体式（图7.43.10）。

如果脖子有问题，双手合十，掌心对掌心，放在背后，同时手臂向上伸展。收腹，拱起背部（图7.43.11）。保持这个体式。

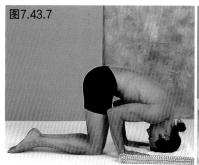

图7.43.7

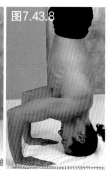

图7.43.8

图7.43.9

图7.43.10

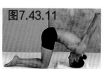

图7.43.11

高阶体式 ✿✿✿✿✿

如果能力许可，可以尝试一下高阶头倒立式，保持3~6个呼吸，如果是不对称的体式，身体两侧保持的时长应相同。

一条腿向前，一条腿向后，就像剪刀一样。保持3~6个呼吸，然后交换双腿（图7.43.12）。

膝关节屈曲，向两侧打开，脚底相对（图7.43.13）。

双腿向两侧打开，勾脚，脚跟向外蹬（图7.43.14）。

双腿并拢，髋关节屈曲90°，双腿平行于地面，勾脚（图7.43.15）。

一侧髋关节屈曲，脚在体前点地，腿伸直。保持3~6个呼吸，然后换另一条腿（图7.43.16）。

双腿向上伸直，从腰部开始向一侧扭转躯干和双腿，保持3~6个呼吸，然后换另一侧（图7.43.17）。

扭转腰部，同时双腿前后分开，像剪刀一样。保持3~6个呼吸，然后交换双腿（图7.43.18）。

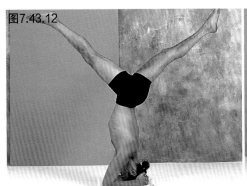

图7.43.12

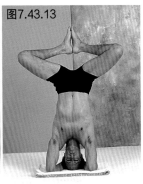

图7.43.13

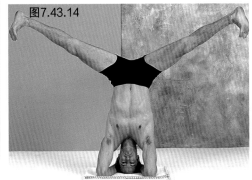

图7.43.14

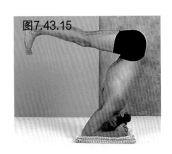

图7.43.15

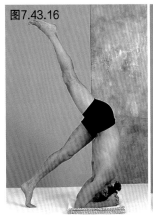

图7.43.16

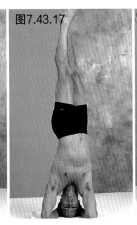

图7.43.17

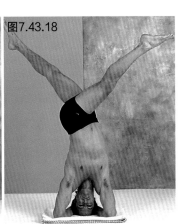

图7.43.18

44.蝎子式

因为形似蝎子——尾部弯曲，高举过头顶，故而得名蝎子式。蝎子式要求肩关节和上背部具备一定的力量，尽管练习这个体式时，找到平衡和放松点以后，不需要花费太多力气。在头倒立式可以轻松地保持至少6个呼吸后，才可以尝试蝎子式。

准备体式：靠墙蝎子式☀☀☀

距离墙壁一小段距离，以四脚板凳式开始。双臂下可以垫毯子，分开与肩同宽（图7.44.1）。

双脚朝向墙壁移动。然后一次抬起一条腿，让双脚和脚跟紧贴墙面（图7.44.2，图7.44.3）。

稍微向前推髋关节，收紧臀部，帮助身体支撑。眼睛看向手掌，或者看向手掌的前方。在整个过程中，肩关节抬高（图7.44.4）。

蝎子式☀☀☀☀☀

同上述准备体式，但是不靠墙。

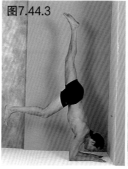

图7.44.3

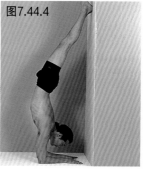

图7.44.4

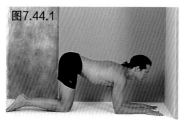

图7.44.1

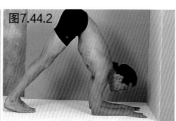

图7.44.2

时长：保持3~6个呼吸，或者更长。

反向进行各个步骤回至起始体式，保持头部抬高，然后练习反体式，如婴儿式（p.135）。保持婴儿式几个呼吸的时间，前额放在拳头上。

有助于增加力量的动态体式

前臂放在地面上，肘关节分开与肩同宽，十指紧扣（图7.44.5）。

进入下犬式。头向前伸，直到头顶触地（图7.44.6）。

吸气，落下髋关节，让它与双腿和躯干成一条直线（进入平板式，用肘关节支撑整个身体）（图7.44.7）。

呼气，向上推髋关节，回到下犬式。

反复进行下犬式和平板式4~8次，让呼吸与动作协调。

还可以保持每个体式3~6个呼吸。

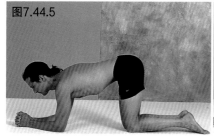

图7.44.5

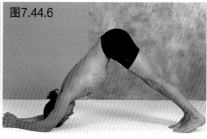

图7.44.6

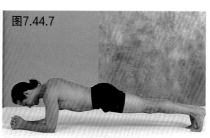

图7.44.7

休息和放松体式概要

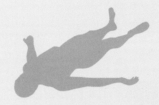

摊尸式，p.134

婴儿式，p.135

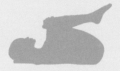

快乐婴儿式，p.135

七、休息和放松体式

有效动作在发挥最大作用时，往往就是最放松的时候。

猫就是一个很好的例子，当它盯上一只小鸟或小老鼠时，往往静静地等在一旁，似乎没有任何动作，放松而又优雅，没有任何肌肉张力。然而，它在这刻却充满巨大的能量，注意力高度集中，而且一触即发。它的肌肉不会颤抖，神经不会高度紧张，也不会焦躁不安。在等待的过程中不会过度疲劳，不会有多余的动作或肌肉张力。当行动的那一刻终于来临，能量在一瞬间涌现到焕然一新的肌肉和平静的神经中，创造出令人叹为观止的一跳。

整装待发的状态

放松练习可以作为让人整装待发和充满活力的方式，因为放松的肌肉和神经天生就具备这些潜在的能力。

冥想（训练平静、坚定的注意力和毅力），以及拉伸和力量训练（如哈他瑜伽），可以释放人体潜在的能量，成就一个人更高的精神状态。

放松体式的作用

放松体式没有像其他体式那样的难易标准。任何人都可以练习，只有个别例外情况，需要很短的一个适应过程。

本部分描述的放松体式都是对称的，能帮助身体恢复平衡的状态。

放松体式一般建议放在瑜伽练习后进行，有时也可以放在练习前进行。

在练习过程中的不同阶段，也可以练习这些体式，使身体在两个体式之间得到休息，另外还可以把它们作为后仰式、侧弯式或扭转式的反体式。

在一个练习过程的开始和结束，最好练习摊尸式（p.134）。

45.摊尸式

摊尸式也称大休息式，是最基本的放松体式。练习时，仰卧在垫子上，双脚和双腿放松，双腿伸直，稍微分开。双臂散开，掌心向上，与躯干成45°角。尽量伸展脖子后侧，使脊柱得到拉伸，下巴内收。摊尸式能够恢复身体的对称。注意要真正笔直地躺着，身体左侧和右侧都得到同样的放松。

为了释放身体的紧张，从双脚到头部，逐步收紧每一块肌肉，保持收紧的状态一小会儿，然后放松。想象每次放松时，都使相应的区域深深地沉入地面，让所有的紧张都渗透到地下。

通过把脚跟尽量向前蹬，来充分伸展双腿。然后让双腿放松。这会让双腿后侧与地面的接触更紧密。

如果愿意，也可以让双臂进行同样的练习，尽量向外伸展它们，然后让它们放松并贴近地面。为了进一步放松腹部，可以把双腿分得更开，可以猛然打开双腿。检查自己的呼吸是否轻松顺畅。

* 用一块布或眼罩盖住双眼。

* 在头下垫一个垫子或毯子，让自己更舒服。

* 放松地躺着的同时，让大脑扫描身体的各个部位，检查任何需要额外注意的部位，做到真正的放松，让这些部位感觉到地面的支持。

* 呼吸几次，把注意力集中在相应的部位。

* 想象自己正躺在一个美丽的牧场里，一片云上，或者沙滩温暖的细沙上；想象微风轻拂草地的声音，云朵从身旁飘过的声音，或者从不远处传来的海浪声……这些想象都对放松有帮助，可以让人感到抚慰和放松。

保持摊尸式大约5分钟的时间。

在瑜伽练习前练习摊尸式，有助于释放白天或夜晚聚集的紧张。

在瑜伽练习后练习摊尸式，有助于使练习效果最大化。

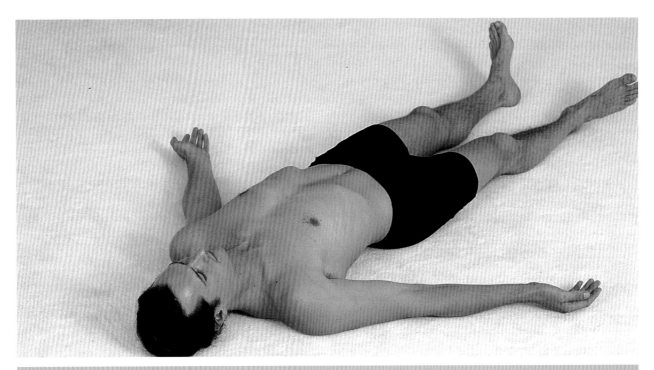

如果想在不干扰平静心态的情况下退出摊尸式，请伸展整个身体，深呼吸一次（如果有可能，可以打个呵欠）。侧面翻身进入婴儿式，然后逐渐放松地进入坐姿或站姿，动作一定要缓慢，不要有任何突然的跳跃性动作。

46.婴儿式

婴儿式是模仿胎儿在子宫中的体式，对身体和大脑有安抚作用。练习婴儿式时躯干前屈，可使整个脊柱放松，特别是腰椎，而且可让神经系统安静下来。

跪在地上，双臂放松地放在身体两侧。身体向后坐在脚跟上，躯干前屈，额头贴地。双臂依然放在身体两侧，肩关节放松，位于膝关节上方（图7.46.1）。

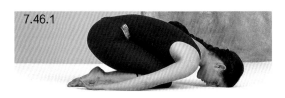

7.46.1

可选手的体式

如果患有高血压、心脏病、眼疾或其他任何

不能让头部低于心脏位置的疾病，请双手握拳，叠加放在地上，额头放在拳头上（图7.46.2）。

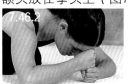

7.46.2

也可以把双臂放松地放在身体两侧，把头部放在垫子或书上，这样头部会得到一定的支撑，与脊柱成一条直线。

孕妇需要打开双膝关节。

注意：静脉曲张或者膝关节有问题者不建议练习这个体式，可以练习摊尸式或快乐婴儿式。

47.快乐婴儿式

快乐婴儿式对消化特别有益，还能按摩和放松腰背部。快乐婴儿式可以作为后仰式、脊柱扭转式的反体式，也可以作为剧烈腿部运动的体式，如站姿和平衡体式的反体式。快乐婴儿式还可以作为一个独立的体式，既可以动态地完成，也可以静态地完成。

仰卧，身体伸直，下巴稍微内收，拉长脖子后侧。屈髋屈膝，膝关节位于腹部上方，双臂抱住膝关节，让脊柱下段（一直到尾骨）与地面接触。

可选腿的体式

打开膝关节，锻炼髋关节的柔韧性（图7.47.1）。孕妇这样练习有助于活动髋关节，帮助顺利生产。

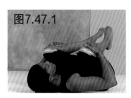

图7.47.1

双膝平行，有助于锻炼腹部和腰背部。

静态体式

保持3~8个呼吸，或者更长。

动态体式

双腿并拢，并放在腹部上方，双手抓住膝关节（图7.47.2）。

吸气，双臂跟随双膝离身体越远越好（图7.47.3）。呼气，双臂双膝移回腹部上方。重复3~8次，感觉这个动作对腰背部的按摩。

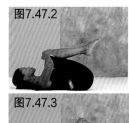

图7.47.2

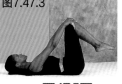

图7.47.3

扫码看视频

益处

* 温和地按摩腹腔脏器，从而帮助消化和排出体内废气。

* 调理腹腔脏器。
* 使腰背部得到温和的拉伸。

第八章　呼吸

注意事项

　　有以下疾病者不适合练习调息法：

* 偏头痛。

* 癫痫。

* 腹部手术恢复期。

* 正在服用药物或疾病的恢复期。

　　以下情况，练习时请避免过度吸气：

* 患有心脏病。

* 患有高血压。

　　以下情况，练习时请避免过度呼气：

* 患有低血压。

* 患有抑郁症。

　　低血糖人群请只进行安静、简单的呼吸练习。

　　以下情况，请不要练习屏住呼吸：

* 怀孕。

* 不适合练习调息法者也不可练习屏住呼吸。

* 初学瑜伽。

调息法：控制呼吸的艺术

调息法是延长呼吸的艺术，通过呼吸增强体内的生命之气和能量。调息法是一种通过呼吸，净化身体的方式。它能使神经系统安静下来，让大脑的注意力更加集中，平静大脑活动，使身体和大脑产生宁静和开阔的感觉。在冥想前练习调息法对瑜伽练习有帮助，因为这样能创造一个由内而外的宁静环境，从而提高大脑集中注意力的能力。

初级呼吸技巧

* 对于所有呼吸技巧来说，都需要练习5~20组
  （1组包括1次吸气和1次呼气）。
* 除非另外说明，请保持舒服的坐姿。
* 在一个瑜伽练习过程中，选用1~3个技巧。
  用鼻子呼吸，除非另有说明。

高级呼吸技巧

必须具备1年以上的瑜伽呼吸练习经验，才可以练习高级呼吸技巧。

分类

初级呼吸技巧

* 分段呼吸控制法
* 喉呼吸
* 清凉呼吸法之卷舌式
* 清凉呼吸法之"嘶"声呼吸法
* 蜂鸣式呼吸法
* 狮子呼吸法
* 交替鼻孔呼吸法
* "噢姆"发音呼吸法

高级呼吸技巧

* 清理经络调息法
* 圣光调息法
* 收束法——收额收束法、会阴收束法和收腹收束法

注意事项

* 任何呼吸技巧都应该在有经验的老师的监督下练习。
* 在练习时，感到任何不适，或者产生任何症状，如头晕或反胃，请躺下来，用摊尸式或婴儿式放松几个呼吸。

* 肺部和身体通过瑜伽练习热身后，才能练习调息法。调息法最好是放在瑜伽练习的中间和结束前，刚好在放松练习和冥想之前。

初级呼吸技巧

1.分段呼吸控制法

　　分段呼吸控制法帮助练习者关注组成完整瑜伽呼吸的三个呼吸部位，可以增加肺活量，让肺进行更深的呼吸。分段呼吸控制法具有非常巨大的镇静作用，能补充身体的氧气供应，增加体能和活力。其会在瑜伽练习过程中发挥很大的作用，还能改善呼吸肌力量，紧张时刻有助于放松。即便只是进行4~5组深呼吸也会很有用，在夜晚进行完整的瑜伽呼吸（10组）有助于快速睡眠。还可以把完整的瑜伽呼吸应用到其他呼吸练习中去，如喉呼吸。

以摊尸式作为开始

　　1.第一阶段：呼吸至肺底

　　手放在肚脐两侧，肘关节放在身体两侧的地面上。在这个区域进行3~6次呼吸，感觉手掌下腹部的起伏（图8.1.1）。

　　2.第二阶段：呼吸至肺中段

　　手放在胸廓两侧。进行3~6次呼吸，感觉胸廓在吸气时向两侧扩张，使两只手分得更开。在呼气时放松（图8.1.2）。

　　3.第三阶段：呼吸至肺上段

　　手放在锁骨下方。在吸气时，感觉胸部上方的起伏，不要让肩关节抬起来；让肩关节放松。在呼气时，感觉胸廓上部的放松（图8.1.3）。

完整的瑜伽呼吸

　　双臂放在身体两侧，掌心向上。吸气至腹部，然后再进入胸腔和胸上部。呼气，放松地呼出废气。保持吸气和呼气的时间相同，或者呼气时间长于吸气时间，从而扩大放松的效果。

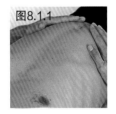
图8.1.1

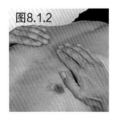
图8.1.2

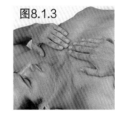
图8.1.3

2.喉呼吸

　　喉呼吸有助于增加肺活量和体能，使大脑进入清醒和镇静的状态。喉呼吸具有安抚的作用，因为声音的震动能按摩大脑底部。

* 采取舒服的坐姿，或者像摊尸式那样躺在地上。
* 部分关闭会厌软骨（覆盖气管的骨），这样在吸气和呼气时，空气只能穿过狭窄的通道，并产生一种安抚人心的声音，就像沉睡时发出的声音一样。喉呼吸能够在嘴唇紧闭的情况下，在喉咙后部发出延长的"呼"声。
* 首先，保持吸气和呼气的时间相同，想象呼吸按照曲线或循环的规律进行，吸气，上升，然后慢慢地呼气并下降。每次呼气后，有一个自然的停顿，因为随着呼出废气，需要等待下一次吸气的自然开始。
* 找到一个平均而又自然的呼吸规律后，开始延长呼气的时间，使呼气时间是吸气时间的2倍。这会增加镇静作用，并可降低血压。
* 如果患有低血压，用稍微延长吸气时间来代替延长呼气时间，会使血压升高。
* 如果这样呼吸感到不舒服，可以保持均匀且有规律的呼吸。

3.清凉呼吸法

清凉呼吸法适合在炎热的夏季练习。清凉呼吸法能使神经系统镇静下来，可减轻哮喘和反胃的症状，以及缓和饥饿和口渴的感觉。

卷舌式

卷舌式吸气时间长。如果练习者身体不适合这个练习，可保持吸气和呼气相同的时间，或者练习强调呼气的调息法。

舌头两侧卷曲成管状（像吸管一样）。伸出舌头吸气时，抬起下巴，感觉清凉的空气穿过舌头（图8.3.1）。

通过鼻子呼气时，稍微低头，收下巴，舌尖向后抵住上腭（图8.3.2）。重复这组动作。

如果无法卷曲舌头，可练习"嗞"声呼吸法。

"嗞"声呼吸法

稍微分开双颊，舌头放在嘴巴底端，张开嘴角，就像在微笑一样（图8.3.3）。通过牙齿来吸气和呼气，当空气通过牙齿和舌头时，发出"嗞嗞"声。与卷舌式一样，感觉清凉的空气越过舌头的表面。

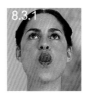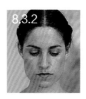

4.蜂鸣式呼吸法

蜂鸣式呼吸法呼气时间长。据说蜂鸣式呼吸法能让整个身体充满快乐的感觉，帮助净化和改善呼吸系统和语音共振。蜂鸣式呼吸法还有镇静和安抚的作用，使大脑清醒，精力充沛，情绪高涨。

* 闭上双唇，吸气。
* 闭上嘴唇，呼气，发出"嗡嗡"声，尽量延长呼气的时间。使用腹肌控制呼气时间。重复这组动作。

* 如果希望刺激肺部细胞，使大脑和身体精力充沛，在呼气时，用拳头或手指轻拍胸部（图8.4.1）。

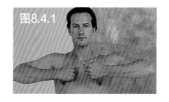

图8.4.1

5.狮子呼吸法

狮子呼吸法可以有效缓解咽喉疼痛，并对很多呼吸道疾病有帮助。

* 坐在双脚上，双手放在大腿上，背部挺直。
* 深深地吸气，然后呼气，尽量张大嘴巴，把舌头伸出。双眼看向眉心，同时伸展双臂，手指在膝关节处张开（图8.5.1）。

* 吸气和呼气2~5次，感觉用喉咙后部呼吸。呼气并回到起始体式。

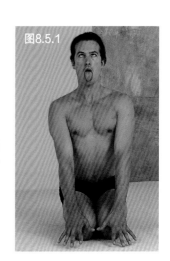

图8.5.1

6.交替鼻孔呼吸法

交替鼻孔呼吸法能够平衡和协调左右大脑半球的功能。交替鼻孔呼吸法能够安抚神经系统，使大脑安静下来。这种呼吸法是更高级的"清理经络调息法"的准备动作。

抬起右手，弯曲食指和中指，拇指、无名指和小指伸直（图8.6.1）。

把拇指放在鼻子右侧，轻轻挤压右鼻翼（图8.6.2）。用左鼻孔吸气，然后松开手，用两个鼻孔呼气。

用无名指轻轻地挤压左鼻翼（图8.6.3）。用右鼻孔吸气。松开手，并用两个鼻孔呼气。重复这组动作。

练习时吸气和呼气的时间均等，然后延长呼气时间（不适合增加呼气时间者例外），从而加强净化作用。

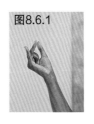 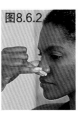 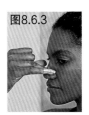

图8.6.1　图8.6.2　图8.6.3

7."噢姆"发音呼吸法

即便是一天中最安静的时间，也不是完全寂静无声的。大自然的声音无时无刻不在，它是温柔的清风，是远处的海浪。这种声音就是"噢姆"声，"噢姆"声能帮助我们感觉自身与环境的联系。重复"噢姆"发音呼吸法能够使大脑宁静祥和，而且通过收听到这种无处不在的共鸣声，能使我们产生与周围环境和平相处的感觉。

不论练习时是否发出声音，都要把注意力集中在延长呼气时间上。

当在心中默念"噢姆"时，声音能在均等时间的吸气和呼气过程中不断重复，这样对冥想也很有帮助。

采取舒服的坐姿。用鼻子吸气。呼气时，缓慢地发出一次"噢姆"声音。在呼气即将结束时，用腹肌延长呼气时间。重复这组动作。

高级呼吸技巧

高级呼吸技巧对身体器官，如肝脏，有强大的排毒作用。练习中如果感到不适，请停下来，必须在有人监督的情况下才能继续练习。

8.清理经络调息法

只有在对交替鼻孔呼吸法非常熟悉时才能练习清理经络调息法。手的体式与交替鼻孔呼吸法相同。

* 用左鼻孔吸气，然后用右鼻孔呼气。
* 不改变手的体式，用右鼻孔吸气，然后拇指再按住右鼻孔，用左鼻孔呼气。此为1组。
* 练习5~20组，如果在练习过程中手太累，可

以换手。
* 高阶练习者可以在吸气后屏住呼吸。根据自己的肺活量和是否会过度疲劳，吸气∶屏气∶呼气时间可以从2∶2∶4到2∶8∶4。

9.圣光调息法

圣光调息法可使大脑清醒，是一种有净化作用的呼吸方式。它要求强迫性地呼气，同时快速地收腹，使膈肌向上推肺部，这样可帮助肺部呼出更多废气和二氧化碳。圣光调息法还能让腹肌准备好进行收腹收束法。

圣光调息法要求深深地吸气，因为腹部是放松的（图8.9.1）。

接着快速、主动地呼气，同时腹肌向脊柱方向收缩（图8.9.2）。呼气后立即放松腹肌，这样就会使腹肌自然地反冲，从而产生随后自然地吸气。这种充气动作可调理相关肌肉，使它们更加强壮。

呼气时，保持脊柱伸展，不要移动肩关节。在完成大约20组呼吸后，屏住呼吸，并保持一段适当时间。

* 首先进行2~3次放松的深呼吸，呼吸至腹部。

* 使用圣光调息法，进行20组呼吸（每组包括1次吸气和1次呼气）。

* 一旦完成，深深地吸气和呼气，然后再一次深深地吸气，并像圣光调息法那样收缩腹部，尽量长时间地屏住呼吸，不要使自己过度疲劳。

* 彻底呼气，并进行几次放松的呼吸。

* 重复2~3组，经过一段练习后，练习者会发现在每组中可以增加几次呼吸，直到40次，甚至60次呼吸。

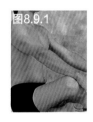
图8.9.1
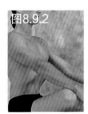
图8.9.2

10.三种主要的收束法

练习收束法需要至少6个月的呼吸技巧（如喉呼吸、圣光调息法和清理经络调息法）的练习经验并进行了屏气练习，且具备一定的瑜伽体式经验。收束法能够将体式和呼吸练习时聚集的生命之气或身体微妙能量密封起来。它们还能疏导这些能量，使之为身体的组织和重要器官提供养分。比较明显的效果体现在体能增加和活力充沛上。经常练习收束法可以帮助身体和大脑恢复活力，保持青春。

收束法应该在屏气时进行。一般来说，收额收束法和会阴收束法应该在屏住吸气时进行，而收腹收束法应该在屏住呼气时进行。屏住呼吸的时间要在自己能够承受的范围之内，不要过度疲劳。随着时间的推移，会越来越进步，屏气时间可以更长。

重复收束法6~10次，每次屏气时间都要在能够承受的范围内，然后进行几次均匀的深呼吸。

一定要在有经验的老师的监督下练习这些技巧，这很重要。

收颌收束法

在开始屏住吸气时，下巴内收，压住胸部（图8.10.1）。

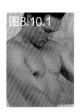
图8.10.1

会阴收束法

在开始屏住吸气时，收缩会阴（盆底肌）。

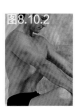
图8.10.2

收腹收束法

在开始屏住呼气时，收腹并向后拉腹部至胸部下方（图8.10.2）。

瑜伽之旅

练习瑜伽是一个自我成长和发展的过程，所以不要期望自己能够完全掌握所有瑜伽体式。练习瑜伽时，练习那些自己可以轻松完成的体式，不要让自己受伤。把每个体式最高阶的动作当成一种启发，不要被它们吓到，也不要强迫自己一定做到。

相信自己身体的智慧，它会指引你的练习，这样你就能够充分地享受其中的过程，收获其带来的益处。只有维持自己真实的水平和经常练习，才能从中受益最大。对自己有耐心，特别是对自己的平衡性、柔韧性和力量有耐心，它们会随着时间的推移慢慢提升。

经典运动图书

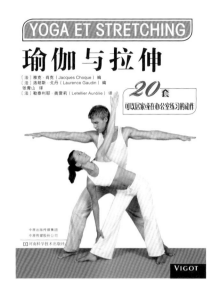

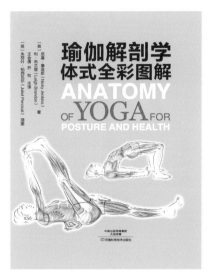

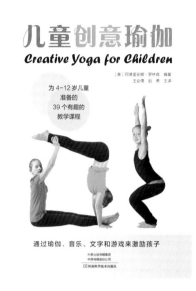

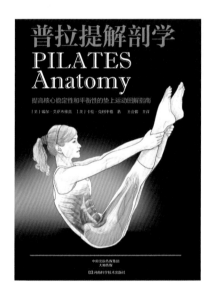

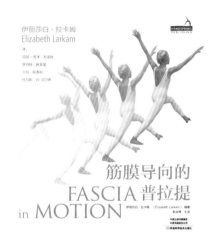

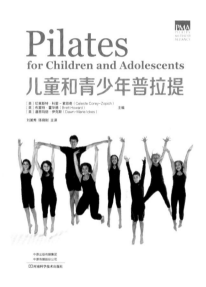

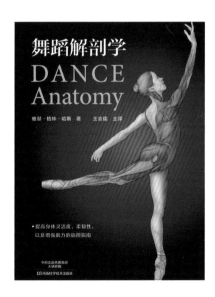

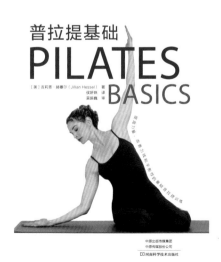

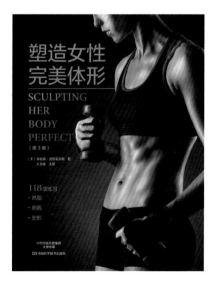

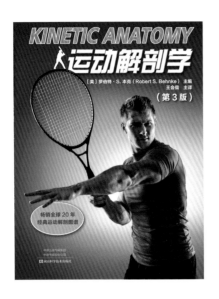

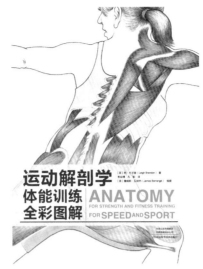

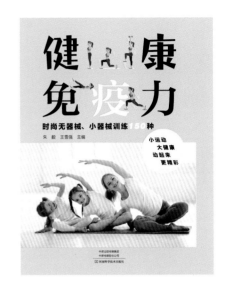

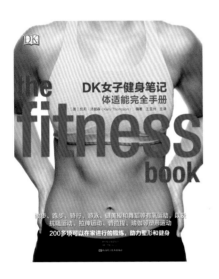

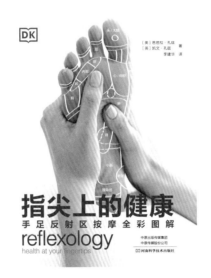

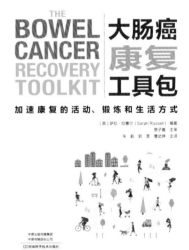

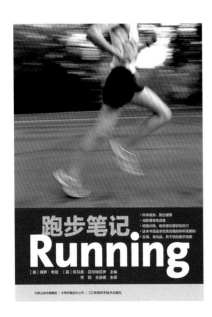

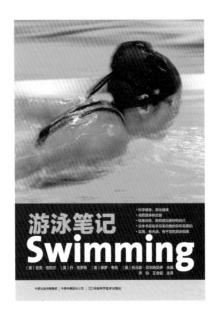

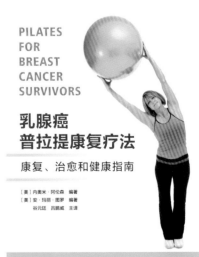